U0950496

掌握心理学的理论和方法，最好的心理医生其实是你自己。

做自己的心理医生

ZUO ZI JI DE XIN LI YI SHENG

问 道 编著

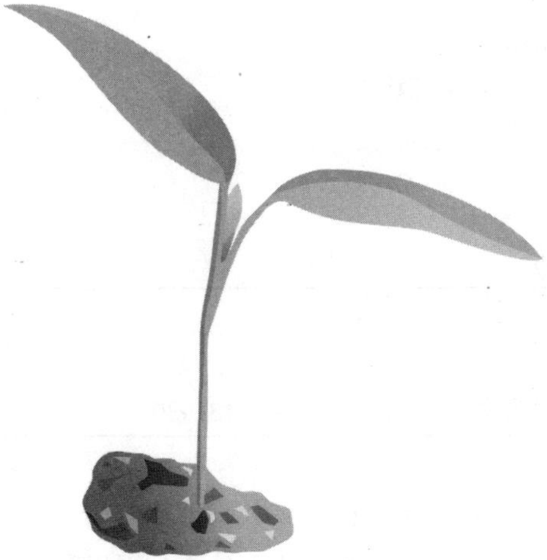

光明日报出版社

图书在版编目（CIP）数据

做自己的心理医生 / 问道编著 . -- 北京：光明日报出版社，2011.6（2025.1 重印）

ISBN 978-7-5112-1149-1

Ⅰ . ①做… Ⅱ . ①问… Ⅲ . ①心理健康—普及读物 Ⅳ . ① R395.6-49

中国国家版本馆 CIP 数据核字 (2011) 第 066670 号

做自己的心理医生

ZUO ZIJI DE XINLI YISHENG

编　　著：问　道

责任编辑：温　梦　　　　责任校对：米　菲

封面设计：玥婷设计　　　　封面印制：曹　诤

出版发行：光明日报出版社

地　　址：北京市西城区永安路 106 号，100050

电　　话：010-63169890（咨询），010-63131930（邮购）

传　　真：010-63131930

网　　址：http://book.gmw.cn

E - mail：gmrbcbs@gmw.cn

法律顾问：北京市兰台律师事务所龚柳方律师

印　刷：三河市嵩川印刷有限公司

装　订：三河市嵩川印刷有限公司

本书如有破损、缺页、装订错误，请与本社联系调换，电话：010-63131930

开　本：170mm × 240mm

字　数：220 千字　　　　印　张：15

版　次：2011 年 6 月第 1 版　　　　印　次：2025 年 1 月第 4 次印刷

书　号：ISBN 978-7-5112-1149-1

定　价：49.80 元

版权所有　翻印必究

前 言

俄国著名的作家屠格涅夫说："人的心灵是一座幽暗的森林。"这里暗含的意思是，人心包罗万象，神秘怪异如一道深潭，让人无法探清其真相。美国心理学家乔治·斯格密指出："如果说人生的成功是珍藏在宝塔顶层的桂冠，那么，健康的心理就是握在我们手中的一柄利剑。只有磨砺好这柄利剑，才能一路披荆斩棘，最终夺取成功的桂冠。"

然而，心理疾病像鬼魂一样如影随形。人们的心理疾病由来已久，而且根深蒂固，一位资深心理学家曾经断言："随着中国社会向商业化的变革，人们面临的心理问题对自身生存的威胁，将远远大于一直困扰中国人的生理疾病……"我们不得不承认这位心理学家的远见卓识。的确，历史的发展向我们展示了一个不争的事实，我们身边的大多数人，包括我们自己都能切实地感受到，在经济、文化、价值观念急剧变化的时代，心理问题已经跃居为所有问题的前几位。

大千世界，茫茫人海，每时每刻都在上演着一幕幕由于心理疾病导致的人间悲剧。

有多少儿童由于性格的缺陷而走上歧途；有多少高级白领由于心灵的空虚而导致精神失常；有多少老年人本该安度晚年，享受夕阳红，却因为心念谬误而了却残生……太多太多的遗憾由心理疾病造成，太多太多的悲剧由于心理的问题仍在继续……

面对这种种令人担忧的扭曲的生活画面，我们不禁想起了心理学教授哈吉·威尔逊的话："心理学绝不是为了研究而设立的，研究心理学的目标只有一个，那就是造福人类。"

的确，心理学的出现意味着人们黑暗的内心有了一盏明灯，意味着人们终于找到了治疗心理疾病的方法。生活中仍有一些人，他们无法跨越一个个心理陷阱，最终像一头困兽一样落入生活的捕杀器中，伤痕累累，苟延残喘，悲惨地度过余生……

我们承认，人的心理缺陷不可能彻底消除，但是它可以弥补，可以跨越，人的内心的力量是无穷的。只要找到可以激活这种力量的法宝，就能走出心理疾病的阴霾，拥抱健康的明媚阳光。

为此，我们编写了《做自己的心理医生》一书。全书结合目前人类的心理现状，既有生动真实的案例介绍，又有深入浅出的心理学理论分析，同时针对各种心理问题和心理障碍，指出简单易行、便于操作，而且效果显著的解决途径。全书集针对性、生动性、理论性、实用性于一体，是一本视角新颖而又中肯实用的心理健康辅导读物。

拥有了本书，你就能化解心中的困惑，从此热爱生活，关爱自己，并且以健康的心态迎接人生的挑战。书中诸多打开心结的法则都可以使你在需要的时候成为自己的心理医生，成为身心皆健康的现代人。

希望《做自己的心理医生》能够成为你驱散心中阴云的和风，成为你走向美好人生的法宝。

目 录

第一章 揭开常见心理的神秘面纱

第二章 窥视现代人的人格漏洞

第五章 歧路行为的心理调适

第六章 不同人群的心理点金术

第七章 现代人的心理疾病与治疗方法

第八章 保持心理健康，享受快乐人生

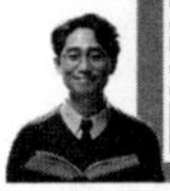

扫码获取更多资源

第一章

揭开常见心理的神秘面纱

每个人在不同程度上都有一定的心理问题。因为社会的不断变革，人们的情感、思维方式、知识结构、人际关系也在发生变化，所以引发心理问题的因素也是多种多样的，这也决定了心理问题的多样性。理论上讲，一般的心理问题都可以自我调节，每个人都可以用各种形式自我放松，面对“心病”去认识它，以正确的心态去面对它。只有这样，你才能学会心理自我调节，在某些阶段成为自己的“心理医生”。

第一节　跨越虚荣的樊篱

莫泊桑的小说《项链》中的玛蒂尔德，因为一次虚荣耗尽自己的青春岁月。小说从一个侧面告诉我们虚荣是一种被扭曲了的自尊心，是自尊心的过分表现，小说揭示的是一种追求虚表的心理缺陷，具备虚荣心理的人，竭力追慕浮华，以掩饰这种缺陷，实际内心早已痛苦不堪。所以，从现在开始，让我们跨越虚荣的樊篱，与一切浮华说再见。

何必打肿脸充胖子

关于虚荣心，《辞海》上有这样的解释：表面上的荣耀、虚假的荣誉。心理学认为，虚荣心是自尊心的过分表现，是为了取得荣誉和引起普遍注意而表现出来的一种不正常的社会情感。虚荣心是一种常见的心态，因为虚荣与自尊有关。人人都有自尊心，当自尊心受到损害或威胁时，或过分自尊时，就可能产生虚荣心，如珠光宝气地招摇过市、哗众取宠等等。

虚荣心是一种递增的发展事物，好像一只被吹起来的气球一样，总是希望越吹越大。生命的虚荣心是无限的，俗话说作了皇帝还想成仙。满足了一个愿望，随之又产生了两三个愿望。满足了这个细小的愿望，很快又新生了那些庞大的愿望。由此可见，虚荣心具有一种强烈的渴求的力量。求而得之，则满足快乐；求而不得，便苦恼愁闷，便寻求新的获得途径。

虚荣心不同于功名心。功名心是一种竞争意识与行为，是通过扎实的工作与劳动取得功名的心向，是现代社会提倡的健康的意识与行为。而虚荣心则是通过炫耀、显示、卖弄等不正当的手段来获取荣誉与地位。虚荣心很强的人往往是华而不实的浮躁之人。这种人在物质上讲排场、搞攀比；在社交上好出风头；在人格上很自负、嫉妒心重；在学习上不刻苦。

虚荣心最大的后遗症之一是促使一个人失去免于恐惧、免于匮乏的自由；因为害怕羞辱，所以不定时地活在恐惧中，经常没有安全感，不满足；而虚荣心强的人，与其说是为了脱颖而出，鹤立鸡群，不如说是自以为出类拔萃，所以不惜玩弄欺骗、诡诈的手段，使虚荣心得到最大的满足。

从近处看，虚荣仿佛是一种聪明；从长远看，虚荣实际是一种愚蠢。虚荣者常有小狡黠，却缺乏大智慧。虚荣的人不一定少机敏，却一定缺远见。虚荣的女人是金钱的俘虏，虚荣的男人是权力的俘虏。太强的虚荣心，使男人变得虚伪，使女人变得堕落。

虚荣的心理与戏剧化人格倾向有关。爱虚荣的人多半为外向型、冲动型、反复善变、做作，具有浓厚、强烈的情感反应，装腔作势、缺乏真实的情感，待人处事突出自我、浮躁不安。虚荣心的背后掩盖着的是自卑与心虚等深层心理缺陷。具有虚荣心理的人，多存在自卑与心虚等深层心理的缺陷，虚荣只是一种补偿作用，竭力追慕浮华以掩饰心理上的缺陷。

几十年前，林语堂先生在《吾国吾民》中认为，统治中国人的三女神是“面子、命运和恩典”。“讲面子”是中国社会普遍存在的一种民族心理，面子观念的驱动，反映了中国人尊重与自尊的情感和需要，丢面子就意味着否定自己的才能，这是万万不能接受的，于是有些人为了不丢面子，通过“打肿脸充胖子”的方式来显示自我。

林语堂先生的“打肿脸充胖子”和叔本华的哲学大有相似之处，叔本华说：“虚荣的人被智者所轻视，愚者所倾服，阿谀者所崇拜，而为自己的虚荣所奴役。”

他还说：“虚荣心使人多嘴多舌；自尊心使人沉默。”

由此可见，无数名人已经为我们早敲响了警钟，让我们知道了虚荣心要不得，“打肿脸充胖子”更是要不得。

与虚荣斗争到底

人很容易掉进自己给自己设置的陷阱中去，而这个陷阱往往是由虚荣建造而成的。过度的虚荣，可以让人们成为一只无头苍蝇，明明知道自己的举动没有任何意义，解决不了任何实际问题，但是由于虚荣心的作祟，依然汲汲营营，最终只能落得两手空空。

日本福富太郎在《智慧赚钱法》中提到获得财运的第四十八种方法是“勿一味追求时尚”。而前人认为吸引女性的要素有下列五项：1、胆量，2、金钱，3、面貌，4、才干，5、幽默感。可是现在的年轻人却本末倒置，觉得能言善道、仪表堂堂最为重要，因此无数人去整形动手术，如此爱慕虚荣的人，怎么可能节俭致富呢？这类人在公司虽抱怨薪水太低太少，但却不知如何争取合理的薪水，瞻前顾后，也没魄力脱离公司，独立经营事业，他们若能受到人们欢迎，也是令人有疑问的。

若除了外表，其他一无可取的人，大概也不会有财运了。观察目前社会上，那些口口声声谈装扮、标榜个性风格的年轻人却多半也穿着俗不可耐的衣服，每个人都像穿制服似的，并无什么特色可言。

英国的乐坛巨匠最初的披头士本意不在模仿，他们所企盼的是摇滚乐能成为旷世之音，而无心插柳柳成荫。他们的披肩长发竟也成为时尚注目的焦点，甚至为英国赚进大量的外汇。他们的流行是走在时代前端的，他们对音乐的狂热和不肯随俗的胆量，不同于一味地模仿，故能致富。但是有这样胆量的实在是寥寥无几。一个虚荣心重的人，所欲求的东西，莫过于名不副实的荣誉，所畏惧的东西，莫过于突如其来的羞辱。

虚荣心给人们带来的麻烦和苦恼也是有目共睹的，所以，我们一定不要成为虚荣的奴隶，那么如何摆脱虚荣的奴役呢?

首先，要认识虚荣心的危害。一些虚荣心很强的人，意识不到自己的虚荣，不肯承认自己的虚荣，所以很难克服虚荣。因此，要正确认识自己，清醒地分析虚荣的危害。虚荣是一种虚假的荣誉，它可能使你得到一时的满足，填补一下内心的空虚，但它使你背上沉重的包袱，时刻担心失去给你带来虚荣的事物，一旦失去，就会痛苦不堪。所以，只有认识到自己身上的虚荣以及虚荣的危害，才能下决心克服虚荣。

其次，要克服个人主义的私心。虚荣的人过于关注自己的名字和荣誉，很少考虑别人的感受和评价，有较强的自我表现欲，只要能给自己带来表现的机会，他都不会放过，争强好胜，不计后果，是一种个人主义自私心理的表现。所以，要克服虚荣心，还要克服个人主义的自私心理和自我表现欲。

再次，培养脚踏实地、实事求是的思想作风。过于虚荣的人往往都缺乏脚踏实地的思想作风和工作作风、情绪不稳，能满足虚荣心时就有很高的热情，一旦虚荣心得不到满足情绪就会一落千丈。因此，要克服虚荣心，还要从实际出发，踏实工作，培养锻炼自己的真才实学和良好的心理品质。

甩掉虚荣，你的生活更美丽

要想在世上寻找一个毫无虚荣的人，就和要寻找一个内心毫不隐藏低劣感情的人一样困难。其实，虚荣不过是人们想借它来遮掩他们低劣的心理罢了。

说起来，现实中你也许把非常多的时间用在了努力征得他人的同意上，或者说用在了担心他人不同意你做的那些事情上。如果他人的赞同或同意成了你生命中的“必需”，那么，你又多了一件要干的事。你可能开始时认为，我们都喜欢掌声、恭维和表扬。别人拍我们的马屁时，我们感觉都非常好。谁不愿意被人奉承、恭维呢？没有必要不允许人们这样做。他人的赞同本身并没有害处，事实上，献媚使人感到愉悦。寻求他人的赞许只有在它成了一种必需而非一种渴望的时候才是一种误区，才成为一种爱慕虚荣的表现。

如果你渴望他人的赞许或同意，那么，一旦获得了他人的认可，你就会感到幸福、快乐。但是，如果你陷入这种无法摆脱的虚荣之中，那么，一旦没有得到它，你就会感到身价暴跌。这时候，自暴自弃的因素就会潜入进来。同样，一旦征求他人的同意成了你的一种“必需”，那么，你就把你自己的一大部分交给了“外人”。在爱慕虚荣心理的驱使下，为得到他人的认可，“外人”的任何主张你都必须听从，甚至在很小的事情上。如果“外人们”不同意你，你就不敢轻举妄动。在这种情况下，虚荣心使得你选择的是让他人去申诉你的尊严或留给你面子。只有当他们给予你表扬时，你才会感觉良好。

这种征得他人同意的虚荣心极其有害，但是，真正的麻烦随着事事必须请示他人而来。如果你果真有这样一种虚荣心，那么，你的人生就注定会有许多痛苦和挫折。而且，你会感到自己的形象是软弱无力的，是没有社会地位的。

如果你想获得个人的幸福，你必须将这种征得他人同意的虚荣心从你的生命中根除掉。这种虚荣心是心理上的死胡同，绝不可能使你从中得到任何好处。

虚荣的圈子是整个儿的，自古到今，人类的舞台都在上演着虚荣的故事。白种人自夸他比全世界有色人种都优胜；男人自夸他比一切女人都更有能力；美国人向德国人自夸；德国人向波兰人吹牛；波兰人向匈牙利人逞强；而匈牙利人以为他比蒙古人厉害。无怪敏感的诗人要说：“虚荣，虚荣，世界上一切都是虚荣！”

虚荣是一种特性，是取攻势不是取守势的，所以虚荣的人，不但会拿利刃刺进自己，而且还会把利刃掉转头去，去刺别的人。所以凡是虚荣的人，他们周围便都是他们的仇敌，因此他享受不到生活上互助的快乐。

由于虚荣引发的惨烈竞争，是最不幸最恶劣的事。人们因虚荣的竞争而送掉性命的惨例是举不胜举的，而虚荣的人能够永远维持他的虚荣的例子却屈指可数！凡虚荣的人，他总有一天，会和他的邻人、同事、老婆、儿女，甚至不知虚荣为何事的自然界发生冲突，最后一败涂地。虚荣虽然可以自欺欺人，但它欺骗不了自然。虚荣是对自然的一种侮辱，但自然是不容任何侮辱的。

人类的虚荣之心，已经是根深蒂固，难以铲除的了。自古以来，许多哲学家都曾提出警告，还加以道德的攻击，然而都无用，它不但不曾因此而稍减其威，而且越来越猖獗了。要想从根本上解决人类的虚荣问题，根本不在如何破坏它，而是在于如何改善它，诱导它走向有用的方面去。倘有人因为有钱而虚荣，只要告诉他，把他的钱拿出来经营一种事业，使人类的生活多一种安全的保障，那么，便可以得到人们的原谅了。总而言之，虚荣只要用到对人类社会有利的路上去，它就不但无害，而且有益。

第二节 走出自卑的泥潭

自卑是一种压抑，一种对自我潜能的人为压抑，更是一种恐惧，一种损害自尊和荣誉的恐惧，所以生活中，只有比别人更相信并且珍爱自己，我们才能发挥自己最大的潜力，创造出属于自己的天地。当我们遭到冷遇时，当我们受到委屈时，一定要自尊自爱，把委屈作为奋发的动力，激励自己去战胜一个个难关。

自卑是心灵的钉子

世上大部分不能走出生存困境的人都是因为对自己信心不足，他们就像一颗脆弱的小草一样，毫无信心去经历风雨，这就是一种可怕的自卑心理。所谓自卑，就是轻视自己，自己看不起自己。自卑心理严重的人，并不一定是其本身具有某些缺陷或短处，而是不能悦纳自己，自惭形秽，常把自己放在一个低人一等，不被自我喜欢，进而演绎成别人也看不起自己的位置，并由此陷入不能自拔的痛苦境地，心灵笼罩着永不消散的愁云。

自卑的人，情绪低沉，郁郁寡欢，常因害怕别人看不起自己而不愿与人来往，只想与人疏远，缺少朋友，顾影自怜，甚至自疚、自责、自罪；自卑的人，缺乏自信，优柔寡断，毫无竞争意识，抓不住稍纵即逝的各种机会，享受不到成功的乐趣；自卑的人，常感疲倦，心灰意懒，注意力不集中，工作没有效率，缺少生活情趣。

如果一个人总是沉迷在自卑的阴影中，那无异于给自己套上了无形的枷锁。但是如果你认清了自己，懂得换个角度看待周围的世界和自己的困境，那么许多问题就会迎刃而解了。

一位父亲带着儿子去参观凡·高故居，在看过那张小木床及裂了口的皮鞋之后，儿子问父亲："凡·高不是位百万富翁吗？"父亲答："凡·高是位连妻子都没娶上的穷人。"

第二年，这位父亲带儿子去丹麦，在安徒生的故居前，儿子又困惑地问："爸爸，安徒生不是生活在皇宫里吗？"父亲答："安徒生是位鞋匠的儿子，他就生活在这栋阁楼里。"

这位父亲是一个水手，他每年往来于大西洋各个港口；这位儿子叫伊东布拉格，是美国历史上第一位获普利策奖的黑人记者。20年后，在回忆童年时，他说："那时我们家很穷，父母都靠卖苦力为生。有很长一段时间，我一直认为像我们这样地位卑微的黑人是不可能有什么出息的。好在父亲让我认识了凡·高和安徒生，这两个人告诉我，上帝没有轻看卑微。"

富有者并不一定伟大；贫穷者也并不一定卑微。上帝是公平的，他把机会放到了每个人面前。自卑的人也有相同的机会。

每一个事物、每一个人都有其优势，都有其存在的价值。自卑是一种没有必要的自我没落，一个人如果陷入了自卑的泥潭，他能找到一万个理由说自己如何如何不如别人，比如：我个矮、我长得黑、我眼睛小、我不苗条、我嘴大、我有口音、我汗毛太多、我父母没地位、我学历太低、我职务不高、我受过处分、我有病，乃至我不会吃西餐等等，可以找到无数种理由让自己自卑。由于自卑而焦虑，于是注意力分散了，从而破坏了自己的成功，导致失败。即失败——自卑——焦虑——分散注意力——失败，这就是自卑者制造的恶性循环。一个人如果陷入了自卑，在人际交往中除了封闭自己以外，就有可能会奴颜婢膝、低三下四。

一个人如果自卑，他不仅不敢有远大的目标，同时他将永远不会出类拔萃；一个民族和国家，如果自卑，只能当别国的殖民地，站不起来，也不敢站起来，只能跟在别国后边当附庸。

自卑是麻痹药，自卑是落后丹，自卑是自杀的剧毒品！

驱赶自卑的良药是接受自信心训练，建立自信。

自卑是悲剧的根源

对自身的蔑视和残忍可以有不同的表现方式。自卑感便是最常见的对自我的憎恨。在生活中，很多人缺少某种能力，却认为他人都拥有那种能力，这是经常发生的事。我们当中很多人因此会感到自卑，与自己过不去，轻视自己，这是许多悲剧的根源所在。我们希望像他人那样去生活，买相同的衣服、相同的家具，像他们一样地说话、做事。我们将自我置于别人的人格之下，鞭打自己的灵魂，批判自己。无限夸大别人的能力，这种夸大又反衬出自己的渺小，这是伤害自我的致命武器。我们会觉得自己的人格极不完善，有各种各样的缺点和不足，而别人却完美无瑕，显得沉着自信。这种感觉是极其荒谬的。我们应该明白，别人的内心世界也同样残留着过去失败所留下的伤疤。懂得了这一点，我们就不会再把自己破裂的伤口看得那么严重。

李白在《将进酒》中吟道："天生我材必有用！"这是何等豪迈的气势！心理学家读到此句的时候，肯定还会再加上一句：这是何等的自信！现代人周围充满竞争，眼前常有机遇，尝试成了现代人相当时髦的人生信条。每当人们走向新的挑战之前，总是向挑战者或竞争者显示：天生我材必有用，这次胜利非我莫属！但是，在人生舞台上，有些人却低低哀叹：天生我材……没用。这种自卑的"自白"与自信者产生了强烈的反差：自信者相信自己的力量，竭力去做人生舞台上的主角，自卑者认为自己没有能力，只适合当观众。自卑是个人由于某些生理缺陷或心理缺陷及其他原因而产生轻视自己，认为自己在某个方面或其他各方面不如他人的情绪体验，表现在交往活动中就是缺乏自信，想象失败的体验多。自卑是影响交往的严重的心理障碍，它直接阻碍了一个人走向群体，去与其他人交往。

湖南有一位大学生，毕业后被分配在一个偏远闭塞的小镇任教。昔日的同窗有的分配到

大城市，有的分配到大企业，有的投身商海，他充满梦想的象牙塔坍塌了，繁琐的现实，好似从天堂掉进了地狱。自卑和不平衡油然而生，从此不愿与同学或朋友见面，不参加公开的社交活动，为了改变自己的现实处境，他寄希望于报考研究生，并将此看作唯一的出路。但是，强烈的自卑与自尊交织的心理让他无法平静，在路上或商店偶然遇到一个同学，都会好几天无法安心，他痛苦极了。为了考试，为了将来，他每每端起书本，却又因极度的厌倦而毫无成效。据他自己说："一看到书就头疼。一个英语单词记不住两分钟；读完一篇文章，头脑仍是一片空白。最后连一些学过的常识也记不住了。我的智力已经不行了，这可恶的环境让我无法安心，我恨我自己，我恨每一个人。"几次失败以后他停止努力，荒废了学业，当年的同学再遇到他，他已因过度酗酒而让人认不出他了。他彻底崩溃了。短短的几年却成了他一生的终结。

我们应该把和这位大学生一样的人群称做"人牛"，因为他们不仅十分自愿地甘心于命运的支配，而且还要以自己颇有震撼力的嘲笑作为武器来保证这种秩序的继续存在。他们的生命中已经充满了被奴役的"牛性"，被一根无形的绳子牢牢拴住，不敢也可能没有想过要去做别的尝试，只是理所当然地认为：你开门我就去，你不来开门我就等着。我们常常抱怨命运把通向成功的大门锁住了，却从来没有想过通过的方法有很多种，你尽可以绕行、爬墙甚至是撬开那把锁，但没有什么比接受命运摆布更糟糕的。

有些人不懂困难是什么，有些人觉得摆在面前的一切都是困难，那么究竟困难是什么……

古巴共和国国务委员会主席菲德尔·卡斯特罗 1988 年 4 月 13 日被世界卫生组织授予"卫生为大众"和"为预防尼古丁中毒而斗争"两枚金质奖章，成为戒烟楷模。

卡斯特罗早年嗜好抽烟，又粗又大的哈瓦那大雪茄，一天要抽 7 至 10

支。医生告诫他抽烟可能使他 5 年以后完全丧失讲话的能力。果然，1962 年他在一次报告之后，声音哑了。为了事业和个人健康，他在 20 世纪 80 年代初开始戒烟。从那以后，卡斯特罗再也没有发生讲话失音的现象。他曾坦言："戒烟对我是一种巨大的考验。"

注意观察，你会发现我们身边很多烟民屡戒屡败，类似的还有酗酒、通宵搓麻等等。

改变不良嗜好，重要的是增强意志力。你能保证自己经得起考验吗？那就试试吧。

"不是牧者，就是羊群。"你不去选择命运，命运才选择了你。做个自信的人，依据自己的判断进行自己的选择，才能免遭成为羊群的厄运。

告诉自己"我能行"

有人说：自卑像一把潮湿的火柴，再也燃不起兴奋的火花。长期被自卑笼罩的人，不仅斗志易被腐蚀，心理失去平衡，而且生理也会出现失调和病变的现象。

自卑的人，总哀叹事事不如意，老拿自己的弱点比别人的强处，越比越气馁，甚至比到自己无立足之地。有的人在旁人面前就脸红耳赤，说不出话；有的人遇上重要的会面就口吃结巴；有的人认为大家都欺负自己因而厌恶他人。因此，若对自卑感处置不妥，无法解脱，将会使人消沉，甚至走上邪路，坠入黑暗的深渊，或走上自毁的道路。不良少年为了逃避自卑感会加入不良集团。

那么到底自卑是怎样形成的呢？有关心理专家总结了以下几点成因：

1. 没有形成成熟的自我概念

学龄前儿童不知道什么叫自卑，因为他还未产生自我意识，还不知道评价"自我"。到了青春期，自我意识迅速形成，然而他还不能一下子成熟。不成熟的表现就是过高或过低地要求"自我"，过低要求自我的人，得过且过，也不知道自卑。问题出在过高要求自我的人的身上，他们要求自己必须十全十美，必须时时处处超过别人。可现实中的自我谁也达不到这个标准。所以，就自卑起来。据研究，自卑的人的智力水平和身材水平大都是中等或中上。可见，自卑的人之所以瞧不起自己，是主观评价标准太高的缘故。

2. 生活中的挫折

通常，自卑感强的人往往是有过某一特别严酷的经历，有过心理创伤。如有个学生，在整个小学期间的成绩都很差，但四年级前完全无忧无虑，然而后来发生的一件事，却使他难以忘却。那天他与同学正兴致勃勃地踢足球，此时有位成绩优良的同班同学故意捣蛋，他对此提出抗议，并据理驳倒了对方。可对方竟大吵大骂起来。这时有位任课老师正经过此地，将他们劝解开了，但老师一味训他，反倒安慰那个同学，并冲着他说："不好好读书，只知道玩！"过去，他不怎么介意学习不好的问题，这时他意识到问题的严重性，并由此产生自卑感。但是，同样的心理创伤，并非所有的人都会产生自卑感，因为心理创伤并不是完全起因于外部的刺激，而还有其主观原因——性格。自卑感较强的人一般具有以下几种性格特征：小心、内向、孤独和偏见、完美主义。更需指出的是，现代社会是个充满竞争的社会，"出人头地"的风气越来越盛行，这也是造成某些人自卑感的重要原因，自卑感往往就在类似入学考试、录用面试、体育比赛等比试优劣的场合产生。

有的人，原本是豪情万丈，一旦遇到困难挫折，便一下子泄了气，觉得自己太无能，因此瞧不起自己。哲学家斯塞说："由于痛苦而将自己看得太低就是自卑。"

3. 身体上的缺陷

相貌、体型、体力、身体功能方面的缺陷常常使一些人感到见不得人，低人一等，因而陷于自卑的泥潭中难以自拔，但是自卑的主要原因依然是心理原因。

有自卑心理的人，并不一定条件很差。也有的是由于生理缺陷或职业原因或有过某些过失而产生的。自卑心理易使个人孤立、离群，不愿在公开场合露面，不愿与异性交往。遇到理想异性时因担心对方看不起自己，不敢大胆追求而失去时机。有这种心态的人要振作精神，树立自信、自强的心理。

无论自卑是怎么形成的，我们都要想办法克服，那么如何克服自卑呢？结合专家的建议我们总结了如下几点：

1. 大哭一场

专家都说伤心一阵子很有作用。这并不可耻，流眼泪不仅是伤心的表现，而且是悲哀或感情的发泄。

即使悲痛在伤心事发生后一段时间才显露出来，也没有关系，只要终究能发泄就行。

2. 参加辅导团体

一旦决定“要好好过日子”，就要找个倾诉对象，跟过来人谈谈也许最有帮助。

3. 阅读

初期的震荡过后，应重新集中心神开始阅读。阅读书刊——尤其是教你自助自疗的书籍——能给你启发，使你放松。

4. 写日记

许多人把遭逢不幸之后的平复过程逐一记载下来，从中获得抚慰。此法甚至可以产生自疗作用。

5. 安排活动

要想到人生中还有你所期盼的事，这样想可以加强你勇往直前再创造前途的态度。不妨现在就决定你拖延已久的旅行日期。

6. 学习新技能

到社区学院去选一门新课，找个新嗜好，可以学打球。你可以有个异于往昔的人生，可以借新技能加以充实。

7. 奖励自己

在极端痛苦的时刻，哪怕是最简单的日常事务——起床、洗澡、做点东西吃——都似乎很难。应把完成每一项工作（不论多么微不足道）都视为成就，奖励自己。

8. 运动

体力活动的疗效特别显著。有个中年女性在21岁的儿子自杀后便心神紊乱，无心做事。她听朋友之劝参加了爵士乐运动班。后来，她说：“那只是跟着音乐伸展，身子舒服些，心情也好多了。”

运动能使你抛开心事，抛开烦恼，让你脚踏实地感受自己在做什么。

9. 莫再沉溺

有许多人挨过了创痛期之后，最终会感到必须有所为，也许是创设有关组织，或写书，或是参与促请公众关注的活动。在这个过程中去发现、帮助他人是很有效的自疗方法。

人人都想克服危急。每一个人都想获得一些最美好的事物。没有人会喜欢巴结别人，过平庸的生活。也没有人喜欢自己被迫进入某种情况。

不要总以为别人看不起你而离群索居。你自己瞧得起自己，别人也不会轻易小看你。能不能从良好的人际关系中得到激励，关键还在自己。要有意识地在与周围人的交往中学习别人的长处，发挥自己的优点，多从群体活动中培养自己的能力，这样可预防因孤陋寡闻而产生的畏缩躲闪的自卑感。这样，自卑就被逐步克服了。

鼓起自信的风帆，划动奋斗的双桨，你一定会发现一个生气勃勃的你，一个潇洒自如的你，一个成功的你！

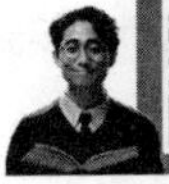

扫码获取更多资源

你是否有自卑心理

你有自卑心理吗？有没有想过是什么让你产生自卑感呢？是技不如人还是对自己要求过高？这项测试会为你存在的自卑心理加以分析、量化。

1．你觉得你的个头与周围的人相比如何？

a．比大多数人低　　b．差不多　　c．挺高的

2．每次对着镜中的自己，你心里最先想到的是什么？

a．毫不在意、无所谓　　b．精心修饰一下　　c．真希望再好看点

3．看到刚刚给你画的图像，你心里是怎么想的？

a．不满意　　b．差不多　　c．很漂亮

4．你担心再过很多年之后，自己会因某件事而过于忧虑吗？

a．常有　　b．一点没有　　c．偶尔会有

5．身边的朋友对你喜欢和尊敬吗？

a．我很受欢迎　　b．我不受欢迎　　c．一般化

6．你被批改过的工作方案到手后，你的同事想看怎么办？

a．放包里不让看　　b．让他们去看　　c．把错误处隐藏

7．你有过对某件事情决不输于他人的想法吗？

a．从来没有　　b．偶尔会有　　c．经常会有

8．碰到让你烦心的人或事时，你会怎么办？

a．非常难受，无以排解　b．借酒消愁　　c．向家人朋友诉说

9．被异性朋友认为是“很没有意思的人”或者“很笨”时你会如何处理？

a．心中感到很难受　　b．用同样的言语回敬他　　c．无所谓

10．如果你周围的朋友正在说你欣赏的一位异性的坏话时，你会怎么样？

a．当即反驳：“这是不可能的。”　　b．怀疑是不是真的

c．不管别人怎么说，与我无关

11.尽管你非常努力，但你在工作上还是赶不上你的同事，你会怎样呢？

a．感到自己实力不够，承认不足　　b．从其他方面超过他

c．不服气，仍继续努力

计分方法

根据计分表，表明你每题的得分，并求出总分。

计分表

得分 题号 选项	1	2	3	4	5	6	7	8	9	10	11
a	5	1	5	5	1	5	5	5	5	1	5
b	3	3	3	1	5	1	3	3	3	5	3
c	1	5	1	3	3	3	1	1	1	3	1

说　明

得分在 42 ~ 55 分，你很自卑，而这种自卑感大部分来自你的性格而非你的个人能力。由于自卑，你易用消极悲观的眼光看任何事物，不管与人交往还是工作。

得分在 28 ~ 41 分，你有一定的自卑心理，你在从事某一项工作前，总是觉得自己这不行那不行，这会让你产生一定的焦虑和担心。你的自卑主要因为对自己及周围人缺乏了解。

得分在 14 ~ 27 分，你略有自卑感，你的自卑是由于给自己定的目标过高，对自己的要求过于严格。你不满现状，想出人头地，你总是习惯与人论个短长，稍有不如意就陷入自卑不能摆脱。

得分在 11 ~ 13 分，你只是偶有轻微自卑心理，而且隐藏得很深，不易感觉到。

第三节 去掉猜疑的枷锁

猜疑心理是一种狭隘的、片面的、缺乏根据的盲目想象。陷入猜疑误区的人是活得很累的。如果猜疑发生在朋友之间，会破坏纯真的友谊；发生在恋人之间，会妨碍感情的发展；发生在同事之间，会影响正常的工作。

猜疑别人也是在怀疑自己。我们的心胸时而被猜疑打开，时而又被猜疑关闭，具体地说，猜疑是一种矛盾心理的体现。

过分的猜疑极容易转换为精神病态；而过分的相信，又很容易被他人所愚弄。

猜疑会产生许多痛苦的细胞，使我们长夜难眠，因此，化解那些不必要的猜疑最好方法就是相信自己。

正常的人是无法摆脱猜疑的。良好心态的猜疑使我们保持高贵的理智；而狭隘的猜疑却使我们丧失信心和斗志。

把猜疑的心窗打开，让黎明的阳光满照进来，这才是猜疑释放后产生出来的真正力量。

猜疑会让人心性大乱

猜疑是在没有确切根据的情况下主观臆断地做出他人不利于自己的判断。当人希望了解事实真相而又无恰当的依据时，往往会猜测、怀疑，有时还会在猜测、怀疑的基础上产生对他人的偏见。在同事、朋友的交往中，在恋人、夫妻的关系中，猜疑心理十分常见。猜疑使志同道合的合作者分道扬镳，使朋友隔阂，使夫妻反目，是生活中常见的一种心理误区。猜疑的人也因其猜疑影响人际交往，影响生活幸福。

作为妻子，应该信任自己的丈夫，相信丈夫的道德。这也是自信心的具体体现。如果对丈夫的行为无端猜疑，那只会对其产生无端刺激和伤害，从而造成夫妻之间的隔阂。可见，无端的“疑神疑鬼”是有极大害处的。

猜疑的实质是缺乏对他人的基本信任，猜疑者不从他人的行为表现中得出判断，而是认为他人表里不一，有所隐蔽，对自己可能有所欺骗，因而对他人反复考察，希望证实自己的疑心。但在现实中很多事情都是难于查证的，于是猜疑者就更有理由去怀疑。

猜疑对人的心理效应，是给人一种消极的心理暗示，即让人觉得他人是不可靠的，有问题的。

猜疑是破坏性极强的毒素

有这样一个寓言：

从前一个人丢失了斧头，怀疑是邻居的儿子偷的。从这个假想目标出发，他观察邻居儿子的言谈举止、神色仪态，无一不是偷斧的样子，思索的结果进一步巩固和强化了原先的假想目标，他断定贼非邻居的儿子莫属了。可是，不久在山谷里找到了斧头，再看那个邻居儿子，竟然一点也不像偷斧者。

丢斧子的人一开始就把自己引进了猜疑的死胡同。由此看来，猜疑一般总是从某一假想目标开始，最后又回到假想目标，就像一个圆圈一样，越画越粗，越画越圆。

现实生活中猜疑心理的产生和发展，几乎都同这种作茧自缚的封闭思路主宰了正常思维密切相关。

古人云："长相知，不相疑。"反之，不相知，必定长相疑。不过，"他信"的缺乏，往往又同"自信"的不足相联系。疑神疑鬼的人，看似疑别人，实际上也是对自己有怀疑，至少是信心不足。那些不自信的人总以为别人在背后议论自己，看不起自己，甚至算计自己。这些莫须有的想法让他们陷入了猜疑的泥潭而无法自拔。

有些人以前由于轻信别人，在交往中受过骗，蒙受了巨大的精神损失和感情挫折，结果万念俱灰，不再相信任何人。一个人自信越足，越容易信任别人，越不易产生猜疑心理。这种对环境、对他人、对自己缺乏信任的思想，对交往挫折的自我防卫，又何尝不是在作茧自缚呢？

"疑人偷斧"讽刺了那种疑心重重，戴着有色眼镜看人，甚至毫无根据地猜疑他人的人。在猜疑心的作用下，被猜疑的人的一言一行往往都被罩上可疑的色彩，即所谓"疑心生暗鬼"。有些人疑心病较重，乃至形成惯性思维，导致心理变态。

一个人如果心胸过于狭窄，对同事、朋友乃至家人无端猜疑，不但会影响工作、影响人际关系、影响家庭和睦，还会影响自己的心理健康。

猜疑是建立在猜测基础之上的，这种猜测往往缺乏事实根据，只是根据自己的主观臆断毫无逻辑地去推测、怀疑别人的言行。

猜疑的人往往对别人的一言一行很敏感，喜欢分析深藏的动机和目的，如看到别的同学悄悄议论就疑心在说自己的坏话，见别人学习过于用功就疑心他有不良企图。

好猜疑的人最终会陷入作茧自缚、自寻烦恼的困境中，结果还导致自己的人际关系紧张，失去他人的信任，挫伤他人和自己的感情，对心理健康是极大的危害。为此英国思想家培根曾说过："猜疑之心如蝙蝠，它总是在黄昏中起飞。这种心情是迷陷人的，又是乱人心智的。它能使你陷入迷惘，混淆敌友，从而破坏人的事业。"

《三国演义》中曹操刺杀董卓败露后，与陈宫一起逃至吕伯奢家。曹吕两家是世交。吕伯奢一见到曹操到来，本想杀一头猪款待他，可是曹操因听到磨刀之声，又听说要“缚而杀之”，便大起疑心，以为要杀自己，于是不问青红皂白，拔剑误杀无辜。

这是由猜疑心理导致的悲剧。猜疑是人性的弱点之一，是害人害己的祸根。一个人一旦掉进猜疑的陷阱，必定处处神经过敏，对他人对自己心生疑窦，损害正常的人际关系。

戒除猜疑的毛病

美国西部电力公司芝加哥分公司的会计部每月都得做非常细密、复杂的职员薪金计算，会计部有一名老职员，这位老职员根据自己的多年经验，想到了一套非常简化的薪金计算法。

但是，他将自己所发明的方法，保持着极端的秘密，绝不交给其他同事。他的真实目的是，想让自己长久地成为会计部不可缺少和不可替代的人。

渥路达·基路德从学校一毕业，便不顾父母的反对，进入这个电力公司当新职员。他当时想，既然那位老职员能够想出来简易计算方法，那么，大学毕业的自己当然也能想出来。

此后几个星期中，基路德利用了夜晚的全部时间，来研究简易计算法的发明。结果，他终于也想出了这种方法。

不过，基路德并没有像那位老职员一样，把这一方法保密起来，而是自愿地教给了同事们。由此，他成了可以替代的人，反倒有了可以调升更高职位的机会。

当奥玛哈分公司的经理职位要换新人时，最高管理层没有把职位移交给那位老职员，而是任命了年轻的基路德。

这是他出人头地的第一步，随后便继续步步高升，40 岁时就出任了美国电报电话公司的董事长。基路德的成功，除了能力卓越这一点外，还因为他并不无端猜忌和防范其他同事，而是与他们坦诚相见，彼此信任，能训练和团结他人为自己工作。

人群中，生性多疑、经常对人抱有防范之心的秘密主义者，为数实在不少。他们认为，一旦别人盗取了自己的思想并加以评判，那就会和自己对抗或在工作中加害自己。

也就是说，他们对别人总是抱着戒备、恐惧的心理。所以，他们从不敢相信别人，也不愿与他人分享某些积极的成果，更不敢委任别人担当重任。凡事都要自己控制，这样他们才会放心。

其实，这种人是心地简单、头脑僵化的孤独者。无端猜疑和防范别人的结果，必将使自己也失去了支持和帮助，这就等于自己阻住了自己前进的道路。

那么，在人际交往中应如何消除猜疑心理呢？

第一，优化个人的心理素质。拓宽胸怀，来增大对别人的信任度和排除不良心理。

第二，摆脱错误思维方法的束缚。猜疑一般总是从某一假想目标开始，最后又回到假想目标。只有摆脱错误思维的束缚，走出先入为主的死胡同，才能促使猜疑之心在得不到自我证实和不能自圆其说的情况下自行消失。

第三，敞开心扉，增加心灵的透明度。猜疑往往是心灵闭锁者人为设置的心理屏障。只有敞开心扉，将心灵深处的猜测和疑虑公之于众，增加心灵的透明度，才能求得彼此之间的了解沟通，增加相互信任，消除隔阂，获得最大限度的谅解。

第四，无视“长舌人”传播的流言。猜疑之火往往在“长舌人”的煽动下，才越烧越旺，致使人失去理智、酿成恶果。因此，当听到流言时，千万要冷静，谨防受骗上当。

第五，当我们开始猜疑某个人时，最好能先综合分析一下他平时的为人、经历以及与自己多年共事交往的表现。这样有助于将错误的猜疑消灭在萌芽状态。

产生了猜疑心，你可以有所警惕，但不要表露于外。这样，当猜疑有道理时，你因为做好了准备而免受其害；而当这种猜疑毫无道理时，就可以避免误会好人。

猜疑似一条无形的绳索，会捆绑我们的思路，使我们远离朋友。如果猜疑心过重的话，那么就会因一些可能根本没有或不会发生的事而忧愁烦恼、郁郁寡欢；猜疑者常常嫉妒心重，比较狭隘，因而不能更好地与同学朋友交流，其结果可能是无法结交到朋友，变得孤独寂寞，对身心健康都有危害。

希望朋友们能拨开心头的疑云，摘下有色眼镜，将爱和信任撒向人间。

第四节 打开嫉妒的桎梏

嫉妒是来自地狱的一块嘶嘶作响的灼煤。它像一条蛆虫，蛀蚀和毁害着他人和自己。

但芸芸众生中，总有那么一些人技不如人，却对别人的成绩嗤之以鼻，“妒人之能，幸人之失”，从而上演了一场场丑陋的嫉妒闹剧。在现实生活中，因为别人评上了比自己高的职称而指桑骂槐、因为某人得到领导的厚爱而愤愤不平、因为别人的生活条件比自己好而郁郁寡欢的也大有人在，给本已不太平静的生活平添了几多烦恼和些许纷扰。

每个凡人难免不嫉妒，但是杰出的人往往能用理性去抑制嫉妒，在难免产生嫉妒的地方，用它去刺激自己的努力而不是阻挠对方的努力，但是那些被嫉妒之火燃烧而迷乱理智的人，往往会被内心这种疯狂的激情消耗掉，使他人和自己两败俱伤。

嫉妒是焚毁你的毒火

《三国演义》中，有位英才盖世、文武双全的大英雄叫周瑜。这位当时很了不起的风度翩翩的美男子，年纪轻轻就执掌江东（吴国）的统兵大都督要职。尤其他在赤壁大战中，更显出叱咤风云、谋略高人、指挥得当的政治军事奇才。他居然以少量东吴和刘备之师，取得大破曹操八十三万大军的辉煌胜利，在历史上，留下千古绝唱的赫赫声名。据说，此人不仅披挂上马，能征善战，运筹帷幄决胜千里，文韬武略亦堪称上乘，是位难得的英俊奇才。而且，周瑜还熟谙音律。有传闻说他听音乐演奏时，若谁奏错一个音符，他便即刻能耳辨明详。为此，有“曲有误，周郎顾”之说。当后人对周瑜其人的褒奖盛赞之际，人们也同时看到了这位英才早逝者的两大致命弱点，那就是他的量窄和嫉才。

周瑜一生肚量太窄，人人皆知。比如，在取得火烧赤壁大战成功后，竟容不下与他共同抗曹的诸葛亮的存在，并密令部将丁奉、徐盛击杀诸葛亮。不料孔明早有准备，密杀不成。为此，周瑜万分气愤。如此不能容人的周瑜，密除同盟，过河拆桥，实在让人心寒并为之深感可悲。

周瑜为什么容不下诸葛亮？原来，足智多谋的诸葛亮处处高周瑜一着，尤其在关键时刻，事事想在周瑜之前，且能将周瑜内心活动看得入骨三分。正因如此，才使得量窄、嫉才的周瑜妒忌得寝食难安，并随时想除掉才智高于自己的诸葛亮。而孔明总先于周瑜谋害前就有了防备，这更使量窄、嫉才的周瑜一次比一次气懑于心。嫉才、欲加害孔明的结果，反把周瑜自己给活活“气死”。

有道是：“人之将死，其言也善。”可周瑜在临死之前，非但未能悔悟自己的致命弱点，反而含恨仰天长叹，曰：“既生瑜，何生亮？”连叫数声而亡。

一代英雄就这样自掘坟墓，害人而最终害己。莎士比亚曾经说过：“像空气一样轻的小事，对于一个嫉妒的人，也会变成天书一样坚强的确证；也许这就可以引起一场是非。”一旦你被嫉妒的毒蛇所缠上，那么生活中就会有太多的事引起你的不平和愤恨。别人衣着比你的光鲜，你会愤愤不平；别人比你多和上司说了一句话，你会郁闷一整天；别人的男朋友比你的帅，你会恼怒不止……日常生活中每一件事都有可能成为你心情烦躁的源泉，你会终日饱受嫉妒的折磨，最后被它灼伤。

嫉妒使你自毁前程

嫉妒往往来源于和他人的比较中，一旦认为他人在某方面比自己强，便会时刻想着如何打击、诋毁他人，这样的人不可能埋头专注于自己的事业，而是把所有的精力都放在关注他人的一举一动上，那个被他所嫉妒的对象就像一个长在他心头的刺，这个刺成了他生活的中心，他因此而意乱神迷、无法掌控自己的人生方向。

王松是某大学社会学专业大三的学生，他是以优异的成绩考入这所名牌大学的。刚上大学时，他与班上同学的关系非常融洽，这当然与他的热情大方、乐于助人的性格分不开。同学们都喜欢朴素、热情的他。

可慢慢地,他产生了严重的不平衡心理。只要别的同学哪方面比他强，他就眼红；只要老师在同学面前表扬别的同学，他心里就酸溜溜的；他看见别的同学家境很好，不用勤工俭学就能过上很宽裕的生活，他心里就特别不平衡，他时常怨恨自己没有生在一个富裕的家庭；他看见别的同学得了奖学金或被评为“三好学生”，他就嫉妒得夜里辗转反侧，暗暗埋怨上天的不公。

王松尤其看不惯与他来自同一所高中的一位老乡同学。原来两个人在高中时各方面都不差上下，上大学后，老乡同学的成绩越来越好，而且被选为班干部，他就更加妒火中烧了。于是他的注意力不在读书学习上，而是时刻注视着老乡的一举一动，妄图从中抓住把柄。他开始到处给那位老乡同学散布流言蜚语，造谣中伤，大家都开始讨厌他。他为了争口气，把老乡同学比下去，在竞选班干部时竟然不知羞耻地在下面做小动作、拉选票，结果他的阴谋被同学们识破，唱票时只有他自己投了自己一票，搞得十分狼狈。一计不成他又生一计，在期末考试中，他知道凭自己的水平是拿不了高分的，于是，他就采用夹带纸条的方式作弊。在最先的两门考试中，他的计谋得逞了。正当他自鸣得意、觉得胜利在望时，在第三门考试中被监考老师抓个正着。老师说：“我早就注意你了，以为你会有所收敛，没想到你一而再、再而三地作弊。我再也不能容忍你的作弊行为了。”王松当下便痛哭流涕地求监考老师手下留情，可是学校的制度是无情的，王松的名字上了作弊的名单。当天，学校教务处就做出了开除其学籍的处分决定。

王松没想到自己的大学生活会是以被开除告终。他觉得无颜面对自己的父母。于是，他一个人背着简单的行囊去了另外一个陌生的城市，开始了流浪生涯。

法国作家拉罗什富科曾说：“生来就具有某些伟大品质的人的最可靠标志是生来就没有嫉妒。”每一个埋头专注于自己事业的人，是没有功夫去嫉妒别人的，而凡是好嫉妒的人常常不能把精力集中到自己的生活中，而是投入到一些与自己的生活与工作无关紧要的小事中：比如这个人的生活作风啦，这个人的学识啦，这个人的穿衣戴帽啦，甚至这个人脸上的几颗雀斑、头上的一根白发，一旦被这些人发现了，他们也会为此而兴奋不已，并且会故作大惊小怪地议论纷纷：哈哈，原来他也不过如此呀！原来他……嫉妒的人是在不断地对别人的打击中寻找乐趣，以求内心平衡，而他们自己的生活却因此而搞得一团糟。正如古希腊哲学家德谟克利特所说：“嫉妒的人常自寻烦恼，这是他自己的敌人。”与其说是别人的成功妨碍了他，倒不如说是他自己的关注点发生了偏离，自愿从生活轨道上滑落而自毁前程。

去除嫉妒的毒瘤

罗素在谈到嫉妒时曾说：“嫉妒尽管是一种罪恶，它的作用尽管可怕，但并非完全是一个恶魔。它的一部分是一种英雄式的痛苦的表现；人们在黑夜里盲目地摸索，也许走向一个更好的归宿，也许只是走向死亡与毁灭。要摆脱这种绝望，寻找康庄大道，文明人必须像他已经扩展了他的大脑一样，扩展他的心胸。他必须学会超越自我，在超越自我的过程中，学得像宇宙万物那样逍遥自在。”化解嫉妒心理去除这颗毒瘤的良方是：

1. 自我认知，客观评价自己和他人

要正确地认识自我，评价别人。“金无足赤，人无完人。”一个人限于主客观的条件，不可能万事皆通，样样比别人好，时时走在别人前面。要接纳自己，认识自己的优点与长处，也要正确地评价、理解和欣赏别人。在因为嫉妒心理而给自己的精神带来一些烦恼与不安时，不妨冷静地分析一下嫉妒的不良作用，同时正确地评价一下自己，从而找出一定的差距，做到“自知之明”。只有正确地认识了自己，才能正确地认识别人，嫉妒的锋芒就会在正确的认识中钝化。

2. 开阔心胸，宽厚待人

19 世纪初，肖邦从波兰流亡到巴黎。当时匈牙利钢琴家李斯特已蜚声乐坛，而肖邦还是一个默默无闻的小人物。然而李斯特对肖邦的才华却深为赞赏。怎样才能使肖邦在观众面前赢得声誉呢？李斯特想了个妙法：那时候在演奏钢琴时，往往要把剧场的灯熄灭，一片黑暗，以便使观众能够聚精会神地听演奏。李斯特坐在钢琴面前，当灯一灭，就悄悄地让肖邦过来代替自己演奏。观众被美妙的钢琴演奏征服了。演奏完毕，灯亮了。人们既为出现了这位钢琴演奏的新星而高兴，又对李斯特推荐新秀深表钦佩。

3. 学会正确的比较方法

一般说来，嫉妒心理较多地产生于原来水平大致相同、彼此又有许多联系的人之间。特别是看到那些自认为原先不如自己的人都冒了尖，于是嫉妒心油然而生。因此，要想消除嫉妒心理，就必须学会运用正确的比较方法，辩证地看待自己和别人。要善于发现和学习对方的长处，纠正和克服自己的短处。而不是以自己之长比别人之短。这样，嫉妒心也就不那么强烈了。

4. 充实自己的生活，寻找新的自我价值，使原先不能满足的欲望得到补偿

当别人超过自己而处于优越地位时，你若是聪明者就应当扬长避短，

寻找和开拓有利于充分发挥自身潜能的新领域，以便能“失之东隅，收之桑榆”。这会在一定程度上补偿先前没满足的欲望，缩小与嫉妒对象的差距，从而达到减弱以至消除嫉妒心理的目的。例如，某人虽无真才实学，却善于钻营，官运亨通，成为你的上司。对此，你大可不必猝发妒情，而应发挥自己的专长，在业务上刻苦钻研，精益求精，同样可以令别人刮目相看。

5. 升华嫉妒，化嫉妒为动力

不管是在学校，还是在工作单位，每个人都要在具有竞争的环境中客观地对待自己。不要把比自己优秀的同学或同事当成与自己有竞争关系的对手，要当成自己前进的动力。学会赞美别人，把别人的成就看作是对社会的贡献，而不是对自己权利的剥夺或地位的威胁，将别人的成功当成一道美丽的风景来欣赏，你在各方面将会达到一个更高的境界。

总之，如同钢铁被铁锈腐蚀一样，人很容易被嫉妒折磨得遍体鳞伤，我们要时刻提防它对我们心灵的腐蚀，远离它从而获得内心的自由与超脱。

扫码获取更多资源

第五节 告别悲观的阴云

悲观是人对自己言行自觉产生不满的一种情绪。人群中，我们经常可以看到有些人面容沮丧，精神萎靡，眼神中总有那么一种抹不去的凄凉，这就是悲观人群的统一表象。在悲观者的心中，现实或多或少地被丑化了，他们对过去，对未来，都持有迷茫的心理。悲观的人还容易产生沮丧、困惑、气愤和挫折心理。解决这种状况的唯一办法，是要保持乐观健康的情绪，以积极的态度看待人生的每一次起伏，要相信自己完全有能力设计一条属于自我的幸福之路，只有这样，悲观的人才能渐渐走出悲观的阴云，拥抱生活中灿烂的阳光。

悲伤是一种自戕

任何一种心态都是每个人对生活的不同看法。在现实生活中，每个人都可能遭受这样或那样的打击和挫折：因为高考落榜而精神萎靡或是因为失恋而忧伤，因为无法适应快节奏的工作而垂头丧气……这些心理多半是人们意志薄弱，心态不成熟的一种表现。而这些异常的悲观的心理往往导致磨难痛苦的人生，往往影响对世界的正确看法。悲观者实际上是以自己悲观消极的想法看客观世界，在悲观者心中，现实是或多或少地被丑化了的。社会上许多人，对未来和生活，往往持有一种悲观的迷茫心理。对自己的过去，无论辉煌与否，都一概加以否定，心理上充满了自责与痛苦，口中有说不完的遗憾和悔恨。他们还对未来缺乏信心，认为自己一无是处，什么事都干不好，认知上否定自己的优势与能力，无限放大自己的缺陷。

他们经常出现食欲下降，失眠多梦，嗜睡懒动，或觉得自己比平时更敏感、更爱掉眼泪等，重者自我意象消极，时常出现自怨自艾，或心境悲哀、待人冷漠等种种失常心态。

20世纪的女作家张爱玲的一生完整地诠释了悲观给人带来的负面影响是多么巨大。

张爱玲一生聚集了一大堆矛盾，她是一个善于将艺术生活化，将生活艺术化的享乐主义者，又是一个对生活充满悲剧感的人；她是名门之后，贵族小姐，却宣称自己是一个自食其力的小市民；她悲天悯人，时时洞见芸芸众生“可笑”背后的“可怜”，但在实际生活中却显得冷漠寡情；她通达人情世故，但她自己无论待人穿衣均是我行我素，独标孤高。她在文章里同读者拉家常，但生活中却始终保持着距离，不让外人窥测她的内心；她在40年代的上海大红大紫，一时无两，然而几十年后，她在美国又深居简出，过着与世隔绝的生活，所以有人说：“只有张爱玲才可以同时承受灿烂夺目的喧闹与极度的孤寂。”这种生活态度的确并不是普通人能够承受或者是理解的，但用现代心理学的眼光看其实张爱玲的这种生活态度是源于她始终是抱着一种悲观的心态活在人间，这种悲观的心态让她无法真正地深入生活，因此她总在两种生活状态里不停地左右徘徊。

张爱玲悲观苍凉的色调，深深地沉积在她的作品中，无处不在，产生了巨大而独特的艺术魅力。但无论作家用怎样流利俊俏的文字，写出怎样可笑或传奇的故事，终不免露出悲音。那种渗透着个人身世之感的悲剧意识，使她能与时代生活中的悲剧氛围相通，从而在更广阔的历史背景上臻于深广。

张爱玲所拥有的深刻的悲剧意识，并没有把她引向西方现代派文学那种对人生彻底绝望的境界。个人气质和文化底蕴最终决定了她只能回到传统文化的意境，且不免自伤自恋，因此在生活中，她时而在世俗的喧嚣中留恋，时而又沉浸在极度的寂寞中，最后孤老死去。

张爱玲的悲剧人生让我们看到了悲观对一个人的戕害是多么惨重，然而现实生活中不止文豪有这样的悲观情绪，平常的人也会经历这样的心情。

有一位年老的父亲，他有两个儿子，他们都很可爱。在圣诞节来临前，父亲分别送给他们完全不同的礼物，在夜里悄悄把这些礼物挂在圣诞树上。第二天早晨，哥哥和弟弟都早早起来，想看看圣诞老人给自己的是什么礼物。哥哥的圣诞树上礼物很多，有一把气枪，有一辆崭新的自行车，还有一个足球。

哥哥把自己的礼物一件一件地取下来，并不高兴，反而忧心忡忡。父亲问他："是礼物不好吗？"

哥哥拿起气枪说："看吧，这支气枪我如果拿出去玩，没准会把邻居的窗户打碎，那样一定会招来一顿责骂。还有，这辆自行车，我骑出去倒是高兴，但说不定会撞到树干上，会把自己摔伤。而这个足球，我总是会把它踢爆的。"父亲听了没有说话。

弟弟的圣诞树上除了一个纸包外，什么也没有。他把纸包打开后，不禁哈哈大笑起来，一边笑，一边在屋子里到处找。

父亲问他："为什么这样高兴？"

他说："我的圣诞礼物是一包马粪，这说明肯定会有一匹小马驹就在我们家里。"最后，他果然在屋后找到了一匹小马驹。父亲也跟着他笑起来："真是一个快乐的圣诞节啊！"

其实，在工作和生活中，很多事情也是这样，乐观情绪总会带来快乐明亮的结果，而悲观的心理则会使一切变得灰暗。

尼采说："受苦的人，没有悲观的权利；失火时，没有怕黑的权利；战场上，只有不怕死的战士才能取得胜利；也只有受苦而不悲观的人，才能克服困难，脱离困境。"的确，我们不仅要知道在快乐的时候微笑，更要学会在面对困难的时候微笑，因为，只有这样，你才能在挫折面前，精神不倒；只有这样，你才能告别悲伤的凄凉，迎接生活的春日暖阳。

人生不是梦，俯仰勿悲悸

爱默生说："一个人就是他整天所想的那些。"

卡耐基说："我们内心的平静和我们由生活所得到的快乐，并不在于我们在哪里，我们有什么，或者我们是什么人，而只在于我们的心境如何。"

我国古代哲人也说，境由心造。的确，如果我们想的都是快乐，我们就能快乐；如果我们想的都是悲伤的事情，我们就会悲伤；如果我们在做事情之前想着一定能够成功，那么我们就会充满信心；如果我们满脑子的失败情形，我们就会失败；如果我们沉浸在自怜里，大伙都会有意躲开我们……

这里要说明的就是一种最常见的特殊心理现象：暗示。

巴甫洛夫认为：暗示是人类最简化、最典型的条件反射。

暗示是指自己用某种观念影响自己，对自己的心理施加某种影响，使情绪与意志发生作用。例如，有的人早晨在上班前或出去办事前照照镜子、整整衣服、理理头发。有的人从镜子里看到自己脸色不太好看，并且觉得上眼睑浮肿，恰巧昨晚睡眠又不好，这时马上有不快的感觉，顿疑自己是否得了肾病，继而觉得自己全身无力、腰痛，于是觉得自己不能上班了，甚至到医院就医。这就是对健康不利的消极自我暗示作用。

而有的人则不是这样。当在镜子里看到自己脸色不好，由于睡眠不好而精神有些不振，眼圈发黑时，马上用理智控制自己的紧张情绪，并且暗示自己：到户外活动活动，做做操，练练太极拳，呼吸一下新鲜空气就会好的，于是精神振作起来，高高兴兴去工作了。这种积极的自我暗示，有利于身心健康。

暗示对人的作用是很大的。它有时也给人体带来不良的影响。

当然，这里并不是说暗示对于我们的生活，有绝对的控制权。因为生命不是这么单纯，所以我们在遇到困难时应该选择积极的态度，用心去找出问题的起源，然后果断地采取各种措施加以解决，而不至于发疯似的在小圈子里打转，像一艘在大海中迷失方向的小船。卡耐基说："一个人，如果能够在面对困难的时候，在衣襟上插着花，昂首阔步地向前走，那么他就永远不会成为失败者。"

300 年前，弥尔顿在双目失明后，也发现了同样的真理："思想的运用和思想的本身，就能把地狱变成天堂，把天堂变成地狱。"

蒙坦，这位伟大的法国哲学家也说，一个人因发生的事情所受到的伤害，不及他对发生的事情所持的心境来得深。

因为我们对事情的态度，完全要看我们自己怎样来决定。

正如蒙坦所言，詹姆斯 · 纳斯美瑟少校正是通过不停止地思维，度过了他战俘营里九死一生的艰难岁月，并使自己的高尔夫球技达到了一个新水平。

詹姆斯 · 纳斯美瑟梦想着在高尔夫球技上突飞猛进，所以他发明了一种独特的方式以达到目标。然而在他被关进战俘营的 7 年中他并没有机会碰高尔夫球杆，并且在设定目标时他的水平也只是在中下游，但是在他复出后的第一次踏上高尔夫球场，他就打出了叫人惊讶的 74 杆！虽然比自己以前打的平均杆数还低 20 杆，可他已 7 年未上场！真是难以置信。不只如此，他的身体状况也比 7 年前好。

纳斯美瑟少校的秘密何在？就在于"心像"。

纳斯美瑟少校是在越南的战俘营度过他人生的 7 年的。7 年间，他被关在一个只有 4 尺半高、5 尺长的笼子里。

这 7 年中绝大部分的时间他看不到任何人，没有机会说话，也没有任何体能活动。刚开始的几个月他灰心至极，只祈求着赶快脱身。后来他了解他必须发现某种方式，使之占据心灵，否则他会发疯至死，于是他学习建立"心像"。

他选择了他最喜欢的高尔夫球，并在想象中开始打起高尔夫球。每天，他在梦想中的高尔夫乡村俱乐部打 18 洞。他体验了一切，包括细节。

他看见自己穿了高尔夫球装，闻到绿树的芬芳和草的香气。他体验了不同的天气状况——阳光和煦的春天、昏暗的冬天和阳光普照的夏日早晨。在他的想象中，球台、绿草、碧树、啼叫的鸟、跳来跳去的松鼠、球场的地形……都历历在目了。

他感觉自己手握着球杆，练习各种推杆与挥杆的技巧。他看到球落在修整过的草坪上，跳了几下，滚到他所选择的特定点上，一切都在他心中发生。

在真正的世界中，他无处可去。所以他步步向着他心中小白球走，好像他的身体真的在打高尔夫球一样。在他心中打完18洞的时间和现实中一样。一个细节也不能省略，他一次也没有错过挥杆左曲球、右曲球和推杆的机会。

一周7天，一天24个小时，18个洞，7年，看起来他什么都没有做，心理上，他却完完整整地打了7年的高尔夫球，这才使他只少了20杆，打出74杆的好成绩。

这就是思想的威力，这就是积极暗示的作用。

在这似梦非梦的人生中，只有做到不以物喜，不以己悲，才能洒脱过活。处于困厄之中，只有为自己寻找一种方式，走出悲观的禁锢，漫步在快乐的林荫大道，你就会发现心情突然变了，怒气和沮丧也消失，心中充满了宁静，自然的色彩给人带来阵阵的快意，所以为自己的情绪和心境安个转换器吧，让自己在人生中俯仰均无悲悸。

告别悲观，潇洒上路

人的一生很像是在雾中行走，远远望去，只是迷茫一片，辨不出方向和吉凶。可是，当你鼓起勇气，放下悲伤和沮丧，一步一步向前走去的时候，你就会发现，每走一步，你都能把下一步路看得清楚一点。“放下悲观往前走，别站在远远的地方观望！”你就可以潇洒上路，最终找到你的方向。

很久以前，为了开辟新的街道，伦敦拆除了许多陈旧的楼房。

然而新路却久久没能开工，旧楼房的废墟晾在那里，任凭日晒雨淋。

有一天，一群自然科学家来到这里，他们发现，在这一片多年未见天日的旧地基上，这些日子里因为接触了春天的阳光雨露，竟长出了一片野花野草。

奇怪的是，其中有一些花草却是在英国从来没有见过的，它们通常只生长在地中海沿岸国家。这些被拆除的楼房，大多都是在古罗马人沿着泰晤士河进攻英国的时候建造的。

这些花草的种子多半就是那个时候被带到了这里，它们被压在沉重的石头砖瓦之下，一年又一年，几乎已经完全丧失了生存的机会。但令人感到意外的是，一旦它们见到阳光，就立刻恢复了勃勃生机，绽开了一朵朵美丽的鲜花。

其实，人生也是如此。一个人，不管他经受了多少苦难，一旦爱的阳光照耀在他的身上，他便能治创伤，便能获得希望，哪怕是在荒凉恶劣的环境里，也依然能够放射出自己的光和热。

本田公司创始人本田宗一郎的事迹，就有力地证明了这一点。

1938 年本田先生还是一名学生时，就变卖了所有家当，全心投入研究心目中所认为理想的汽车活塞环。他夜以继日地工作，与油污为伍。累了，倒头就睡在工厂里。他一心一意期望早日把产品制造出来，以卖给丰田汽车公司。为了继续这项工作,他甚至变卖妻子的首饰。最后产品终于出来了，被送到丰田去，但是却被认为品质不合格而打了回来。为了求取更多的知识，他重回学校苦修两年。这期间，他经常因为自己的设计而被老师或同学嘲笑，被认为不切实际。

他无视于这一切痛苦，仍然咬紧牙关朝目标前进，终于在两年之后取得了丰田公司的购买合约，完成了他长久以来的心愿。此后一切并不就一帆风顺，他又碰上了新问题。当时因为第二次世界大战，一切物资吃紧，政府禁卖水泥给他建造工厂。他是否就此放手了呢？没有。他是否怨天尤人了呢？他是否认为美梦破碎了呢？一点都没有！相反的，他决定另谋它途，而和工作伙伴研究出新的水泥制造方法，建好了他们的工厂。战争期间，这座工厂遭到美国空军两次轰炸，毁掉了大部分的制造设备，本田先生是怎么做的呢？他立即召聚了一些工人，去捡拾美军飞机所丢弃的汽油桶，作为本田工厂制造用的材料。在此之后，他们又碰上了地震，整个工厂被夷平。这时，本田先生不得不把制造活塞环的技术卖给丰田公司。

本田先生实在是个了不起的人，他清楚地知道迈向成功该怎么走，除了要有好的制造技术，还得对所做的事深具信心与毅力，不断尝试并多次调整方向，虽然目标还不见踪影，但他始终不屈不挠。

本田宗一郎的事迹告诉我们人生最大的挑战就是挑战自己，生命中其他敌人都容易战胜，唯独自己是最难战胜的。有位哲人说："自己把自己说服了，是一种理智的胜利；自己被自己感动了，是一种心灵的升华，自己把自己征服了，是一种人生的成熟。大凡说服了、感动了、征服了自己的人，就有力量征服一切挫折、痛苦和不幸。"

不错，当我们面对困境时，不要小视自己的力量，调整好自己的心态，告别悲观。当前景不太光明的时候，试着向上看——阳光总是那么灿烂，这样你一定会获得成功的。

乐观向上，笑对生活

英国作家萨克雷说："生活是一面镜子，你对它笑，它就对你笑，你对它哭，它也对你哭。"

的确，如果我们心情豁达、乐观，我们就能够看到生活中光明的一面，即使在漆黑的夜晚，我们也知道星星仍在闪烁。一个心理健康的人，思想高洁，行为正派，能自觉而坚决地摒弃病态的想法。我们既可以坚持错误、执迷不悟，也可能痛改前非，改过自新，这都取决于我们自己。这个世界是大家创造的，因此，它属于我们每一个人，而真正拥有这个世界的人，是那些热爱生活、乐观向上的人。也就是说，那些真正拥有快乐的人才会真正拥有这个世界。

但是快乐也是有成本的。要得到快乐，必须先磨炼自己的耐性，先付出艰苦和等待。我们必须先播下种子，然后用不求收获的、理智的心情去等待快乐的果实。

因为人的心理活动没有一刻的平静，间或兴奋、欢乐，间或沮丧、消极。快乐的人也有不幸与烦恼。有的人大部分的生活被消极情绪占领，或哀叹不已、灰心丧气，或牢骚满腹、怨天尤人，不善于解脱排遣。

开朗人的特点是把眼光盯在未来的希望上，把烦恼抛在脑后。培养乐观、豁达的性格，将会对你终生有益。

遇到情绪扭不过来的时候，不妨暂时回避一下，打破静态体验，用动态活动转换情绪。只要一曲音乐，就能将你带到梦想的世界。如果你能跟随欢乐的歌曲哼起来，手脚拍打起来，无疑，你的心灵会与音乐融化在纯净之中。同样，看场电影，散散步，和孩子玩玩都能把你带到另一个情绪世界。

具有乐观、豁达性格的人，无论在什么时候，他们都感到光明、美丽和快乐的生活就在身边。他们眼睛里流露出来的光彩使整个世界都溢彩流光。在这种光彩之下，寒冷会变成温暖；痛苦会变成舒适。这种性格使智慧更加熠熠生辉，使美丽更加迷人灿烂。那种生性忧郁、悲观的人，永远看不到生活中的七彩阳光，春日的鲜花在他们的眼里也顿时失去了娇艳，黎明的鸟鸣变成了令人烦躁的噪音，无限美好的蓝天、五彩纷呈的大地都像灰色的布幔。在他们眼里，创造仅仅是令人厌倦的、没有生命和没有灵魂的苍茫空白。

乐观像一股永不枯竭的清泉，乐观像一首没有歌词的永无止境的欢歌。它使人的灵魂得以宁静，使人的精力得以恢复，使美德更加芬芳。人的精神、灵魂、美德都从这种愉悦的心情中得到滋润，尽管烦恼和不安总在时时吞噬着这种美好的心情，各种挫折和磨难会一点一滴地消耗它，但这如清泉甘露般的美丽心情永远不会枯竭，而是历久弥坚以至永远。

所以要保持乐观的心态，微笑着面对生活，还必须注意以下几条原则：

1. 要朝好的方向想

有时，人们变得焦躁不安是由于碰到自己所无法控制的局面。此时，你应承认现实，然后设法创造条件，使之向着有利的方向转化。此外，还可以把思路转到别的什么事上，诸如回忆一段令人愉快的往事。

2. 不要过于挑剔

大凡乐观的人往往是“憨厚”的人，而愁容满面的人，又总是那些不够宽容的人。他们看不惯社会上的一切，希望人世间的一切都符合自己的理想模式，这才感到顺心。

挑剔的人常给自己戴上是非分明的桂冠，其实是在消极地干涉他人的人格。怨恨、挑剔、干涉是心理软弱、“老化”的表现。

3. 偶尔也要屈服

当你遇到重创时，往往变得浮躁、悲观。但是，浮躁、悲观是无济于事的。你不如冷静地承认发生的一切，放弃生活中已成为你负担的东西，终止不能实现的希望，并重新设计新的生活。大丈夫能屈能伸，只要不是原则问题，不必过分固执。

4. 要意识到自己是幸福的

有些想不开的人，在烦恼袭来时，总觉得自己是天底下最不幸的人，谁都比自己强。其实，事情并不完全是这样，也许你在某方面是不幸的，在其他方面依然是很幸运的。如上帝把某人塑造成矮子，但却给他一个十分聪颖的大脑。请记住一句风趣的话：“我一直为自己没有鞋而感到不幸，直到遇到一个没有双足的人。”生活就是这样捉弄人，但又充满着幽默，想到这些，你也许会感到轻松和愉快。

第六节 铲除浮躁的种子

浮躁心理是造成人们做事目的与结果不一致的常见的原因。具有浮躁心理的人，一味地追求效率和速度，而且做起事来往往既无准备，也无计划，只凭脑子一热，兴头一来就动手去做。他们恨不能一日千里，一蹴而就，但却往往事倍功半，结果只能与成功背道而驰。

所以，生活中，如果我们想取得长久的成功，就必须静下心来，摆脱速成心理的牵制，看清人生最根本的目的，一步一个脚印地走下去。只有这样，才能达成自己的目的，最终走上成功的道路。

浮躁葬送美好人生

浮躁，乃轻浮急躁之意。一个人如果有轻浮急躁的缺点，是什么事情也干不成的。

在现实生活中，也常有人犯浮躁的毛病。他们做事情往往既无准备，又无计划，只凭脑子一热、兴头一来就动手去干。他们不是循序渐进地稳步向前，而是恨不得一锹挖成一眼井，一口吃成胖子。结果呢，必然是事与愿违，欲速不达。

古时候有兄弟二人，很有孝心，每日上山砍柴卖钱为母亲治病。神仙为了帮助他们，便教他们二人，可用四月的小麦、八月的高粱、九月的稻、十月的豆、腊月的雪，放在千年泥做成的大缸内密封四十九天，待鸡叫三遍后取出，汁水可卖钱。兄弟二人各按神仙教的办法做了一缸。待到四十九天鸡叫二遍时，老大耐不住性子打开缸，一看里面是又臭又黑的水，便生气地洒在地上。老二坚持到鸡叫三遍后才揭开缸盖，里边是又香又醇的酒，所以“酒”与“洒”字差了一小横。当然，酒字的来历未必是这样，但这个故事却说明了一个深刻的道理：成功与失败，平凡与伟大，往往没有多大的距离，就在一步之间，咬紧牙关向前迈一步就成功了；停住了，泄气了，只能是前功尽弃。这一步就是韧劲的较量，是意志力的较量。

有谁能想到显微镜的发明者竟是荷兰西部一个小镇上的门卫，他叫万·列文霍克。为了让时光不会因在门卫这个无所事事的岗位上浪费掉，他选择了学习用水晶石磨放大镜片，磨一副镜片往往需要几个月的时间，为了不断提高镜片的放大度数，他一面总结经验，一面不间断地磨着。尽管人们不愿干这种单调重复的劳动，但他并不厌倦，几十年如一日。直到第六十年时，他终于磨出了能放大三百倍的显微镜片，使人类第一次发现了细菌。于是他成了举世闻名的发明家，受到了英国皇家的奖励。难以想象，六十年的岁月，一种单调的重复劳动，这需要多么大的韧性！

古人云：“锲而不舍，金石可镂。锲而舍之，朽木不折。”成功人士之所以成功的重要秘诀就在于，他们将全部的精力、心力放在同一目标上。许多人虽然很聪明，但心存浮躁，做事不专一，缺乏意志和恒心，到头来只能是一事无成。

你越是急躁，越是在错误的思路中陷得更深，就越难摆脱痛苦。

古代有一个年轻人想学剑法。于是，他就找到一位当时武术界最有名气的老者拜师学艺。老者把一套剑法传授与他，并叮嘱他要刻苦练习。一天，年轻人问老者：“我照这样练习，需要多久才能够成功呢？”老者答：“三个月。”年轻人又问：“我晚上不去睡觉来练习，需要多久才能够成功?”老者答：“三年。”年轻人吃了一惊，继续问道：“如果我白天黑夜都用来练剑,吃饭走路也想着练剑,又需要多久才能成功?”老者微微笑道：“三十年。”

年轻人愕然……年轻人练剑如此，我们生活中要做的许多事情同样如此。切勿浮躁，遇事除了要用心用力去做，还应顺其自然，才能够成功。

生活中，无论是名不见经传的普通人，还是声名显赫的企业家，都很容易被暂时的胜利冲昏头脑，在浮躁的心理下步入歧途。所以我们一定要戒除浮躁心理，不要让它葬送了我们美好的人生。

急于求成的恶果

《孟子·公孙丑上》有则寓言，说的是宋国有个种田人，为了让自己田里的禾苗长得快一些，就下到田里把禾苗一棵一棵地往上拔。拔完回到家，他对家人说："今天累坏了，我帮助田里的禾苗长高了。"他的儿子听后，忙到田里去看，只见田里的禾苗全都枯萎了。今天用来比喻强求速成反而坏事的成语"揠苗助长"，就源于这个故事。

急于求成是永远不会获得想要的效果的，只有脚踏实地才能获得最终的成功。

有一个小朋友，他很喜欢研究生物学，很想知道那些蝴蝶如何从蛹壳里出来，变成蝴蝶便会飞。

有一次，他走到草原上面看见一个蛹，便取了回家，然后看着，过了几天以后，这个蛹出了一条裂痕，看见里面的蝴蝶开始挣扎，想抓破蛹壳飞出来。

经过数小时之久，蝴蝶还在蛹里面很辛苦地拼命挣扎，怎么也没法子走出来。这个小孩看着看着不忍心，就想不如让我帮帮它吧，便随手拿起剪刀在蛹上剪开，使蝴蝶破蛹而出。

但蝴蝶出来以后，因为翅膀不够力，变得很臃肿，飞不起来。

蝴蝶以后再也飞不起来，只可以在地上爬，因为它还没有经过自己奋斗将蛹打开然后飞出来这个过程。

从这个蝴蝶脱蛹的故事中，我们能得到什么样的启示？

那只蝴蝶在蛹里面要破开蛹飞出来的时候，在最后的几小时中，要很辛苦地挣扎，而挣扎过程实际上是锻炼它那一对翅膀的过程，也是它身体得以缩小的过程。如果通过它的努力，最后它将这个蛹打开裂口，飞出来的时候，它便可以轻松自如。但是这个小孩帮助它，用剪刀剪开蛹壳，蝴蝶轻而易举地出来了，可是它的翅膀没有经过在撕破蛹的过程中奋斗，是没有力的。所以这个小孩想帮蝴蝶的忙，结果反害了蝴蝶，是欲速则不达。由此不难看出，急于求成只会导致最终的失败，所以我们不妨放远眼光，注重自身知识的积累，厚积薄发，自然会水到渠成，达成自己的目标。举一个一般的常识，大家都知道，如果你想上马一个项目，那么你必须经过这么几个阶段。

前期的市场调查，详细考察当前的市场情况，掌握大量的一手资料，作为自己下一步开发项目的基础；拿出完善的方案，在市场调查的基础上，经过深思熟虑，形成完善的方案；周密的准备工作，有了方案，就得按照方案，进行事前周密细致的准备工作，包括工具、材料设备、人员等等各方面；最后才是认认真真地实施阶段。

只有每一步都做得充分到位，你所要上马的项目才可能成为一个成功的项目，才能创造效益。要是你有了一个想法，就马上迫不及待地去进行，那么，且不要说创造效益，你的本钱能不能保住都是个问题。

蛹化蝶的例子，表面上是一个自然界生物界里很小的事实，但是放大至我们的人生，我们的社会，我们今时今日所做的事业，都必须有一个痛苦挣扎、奋斗的过程，这个过程本身就是将你锻炼得坚强，使你成长，使你有力的过程。

对于“一万年太久，只争朝夕”的人来说，最容易犯的毛病就是“欲速则不达”。我们放眼看整个社会，大多数人是知道这个道理，而最终背道而行的仍是大多数人。

造成这种速成心理主要有两方面的原因：一则人们过于追求眼前利益，二则为享受生活变成了每个人追求的根本因素。

平时我们看到一些人急于求成的时候，总是以这句话来相告。但叫一个人去接受这句话的时候，却并不是一件容易的事情，很多的人只把你所说的当作耳边风，行事依然是我行我“速”，最后只能是导致失败。事实上，很多历史上的名人很多也用过求速成的方法，但在追求过程中，又转向了下苦功。例如，宋朝的朱夫子是个绝顶聪明之人，他十五六岁就开始研究禅学。而到了中年之时，才感觉到，速成不是创作良方。于是他坚信“欲速成则不达”这句话，之后下苦功，方获得了一定的成就。他有一句十六字真言：“宁详毋略，宁近毋远，宁下毋高，宁拙毋巧。”

为什么当今的人却无法做到这一点呢？因为当前更多人信奉的是：“随主流而不求本质。”在追求的过程中丧失了自己的目的性，不追求人生最根本的目的，转而追求一些形式上的成功，正如一句话中所说的，瞬间的成就可以使人获得短暂的名利，但如果谈起永恒，无非只是皮毛之举。如果我们要成就一番事业，就必须静下心来，脚踏实地，摆脱速成心理的牵制，看清人生最根本的目的，一步一个脚印地走下去。

“涓流积至沧溟水，拳石垒成泰华岑。”这一出自宋代陆九渊《鹅湖教授兄韵》的诗句劝喻人们：涓涓细流汇聚起来，就能形成苍茫大海；拳头大的石头累积起来，就能形成泰山和华山那样的巍巍高山。只要我们勤勉努力，脚踏实地，持之以恒，不论自身条件与客观条件如何，都能走上成才建业之路。

倾听内心宁静的声音

一位长者问他的学生：你心目中的人生美事为何？学生列出“清单”一张：健康、才能、美丽、爱情、名誉、财富……谁料老师不以为然地说：你忽略了最重要的一项——心灵的宁静，没有它，上述种种都会给你带来可怕的痛苦！

繁忙紧张的生活容易使人心境失衡，如果患得患失，不能以宁静的心灵面对无穷无尽的诱惑，就会感到心力交瘁或迷惘躁动。

唯有宁静的心灵，才不眼热权势显赫，不奢望金银成堆，不乞求声名鹊起，不羡慕美宅华第，因为所有的眼热、奢望、乞求和羡慕，都是一厢情愿，只能加重生命的负荷，加速心力的浮躁，而与豁达康乐无缘。

很多时候，我们的内心都为外物所遮蔽、掩饰，浮躁的心情占领了我们整颗心，因此在人生中留下许多遗憾：在学业上，由于我们还不会倾听内心的声音，所以盲目地选择了别人为我们选定的，他们认为最有潜力与前景的专业；在事业上，我们故意不去关注内心的声音，在一哄而起的热潮中，我们也去选择那些最为众人看好的热门职业；在爱情上，我们常因外界的作用扭曲了内心的声音，因经济、地位等非爱情因素而错误地选择了爱情对象……我们都是现代人，现代人惯于为自己做各种周密而细致的盘算，权衡着可能有的各种收益与损失，但是，我们唯一忽视的，便是去听一听自己内心的声音。

我们很忙，行色匆匆地奔走于人潮汹涌的街头，浮躁之心倏然而生，这也是我们不去倾听内心声音的一个缘由。我们找不到一个可以冷静驻足的理由和机会。现代社会在追求效率和速度的同时，使我们作为一个人的优雅在逐渐丧失。那种恬静如诗般的岁月在现代人已成为最大的奢侈和批判对象。内心的声音，便在这种繁忙与喧嚣中被淹没。物的欲望在慢慢吞噬人的性灵和光彩，我们留给自己的内心空间被压榨到最小，我们狭隘到已没有“风物长宜放眼量”的胸怀和眼光。我们开始患上种种千奇百怪的心理疾病，心理医生和咨询师在我们的城市也渐渐走俏，我们去求医，去问诊，然后期待在内心喑哑的日子里寻求心灵的平衡。

老街上有一位老铁匠。由于早已没人需要打制的铁器，现在他改卖铁锅、斧头和拴小狗的链子。

他的经营方式非常古老和传统。人坐在门内，货物摆在门外，不吆喝，不还价，晚上也不收摊。你无论什么时候从这儿经过，都会看到他在竹椅上躺着，手里是一个半导体，身旁是一把紫砂壶。

他的生意也没有好坏之说。每天的收入正够他喝茶和吃饭。他老了，已不再需要多余的东西，因此他非常满足。

一天，一个文物商从老街上经过，偶然看到老铁匠身旁的那把紫砂壶，因为那把壶古朴雅致，紫黑如墨，有清代制壶名家戴振公的风格。他走过去，顺手端起那把壶。

壶嘴内有一记印章，果然是戴振公的。商人惊喜不已。因为戴振公在世界上有捏泥成金的美名，据说他的作品现在仅存3件，一件在美国纽约州立博物馆里；一件在“台湾”故宫博物院；还有一件在泰国某位华侨手里，是1993年在伦敦拍卖市场上以16万美元的拍卖价买下的。

商人端着那把壶，想以10万元的价格买下它。当他说出这个数字时，老铁匠先是一惊，后又拒绝了，因为这把壶是他爷爷留下的，他们祖孙三代打铁时都喝这把壶里的水，他们的汗也都来自这把壶。

壶虽没卖，但商人走后，老铁匠有生以来第一次失眠了。这把壶他用了近60年，并且一直以为是把普普通通的壶，现在竟有人要以10万元的价钱买下它，他转不过神来。

过去他躺在椅子上喝水，都是闭着眼睛把壶放在小桌上，现在他总要坐起来再看一眼，这让他非常不舒服。特别让他不能容忍的是，当人们知道他有一把价值连城的茶壶后，蜂拥而至，有的问还有没有其他的宝贝，有的开始向他借钱，更有甚者，晚上推他的门。他的生活被彻底打乱了，他不知该怎样处置这把壶。

当那位商人带着20万元现金，第二次登门的时候，老铁匠再也坐不住了。他招来左右店铺的人和前后邻居，拿起一把斧头，当众把那把紫砂壶砸了个粉碎。

现在，老铁匠还在卖铁锅、斧头和拴小狗的链子，据说他已经102岁了。

宁静可以沉淀出生活上许多纷杂的浮躁，过滤出浅薄粗陋等人性的杂质，可以避免许多鲁莽、无聊、荒谬的事情发生。宁静是一种气质、一种修养、一种境界、一种充满内涵的悠远。安之若素，沉默从容，往往要比气急败坏、声嘶力竭更显涵养和理智。

第七节 远离贪婪的黑洞

曾经有人说：欲望像海水，喝得越多，越是口渴。欲望过多，不加节制，就变成了贪婪。贪婪并非遗传所致，是个人在后天环境中受病态文化的影响，形成自私、攫取、不满足的价值观而出现的不正常的行为。贪婪没有满足的时候，越加满足，胃口就越大。贪婪的人每天生活在殚精竭虑、费尽心机的算计中，更有甚者可能会不择手段，走向极端。所以在生活中，我们要远离贪婪的黑洞，放平心态，只有这样我们才能轻松地面对得与失的每一刻，平静地对待人生的每一个起伏。

贪婪滋生祸端

叔本华说，意志创造了世界却对人的自身无补，人们永远无法满足自己的欲望，永远受到欲望的煎熬，而这则是人生悲剧的根源。也有人说人的心灵之所以走入困惑本质源于欲望。其实欲望并非万恶之源，它既能使人堕落，又是人类进步的阶梯。假如每个人都进入无知无欲的状态，那社会以及整个人类都会倒退，甚至再度回到小国寡民的社会之中去。

但是这里所说的人不能没有欲望并不代表人只能有欲望，最关键的是要做到欲与望的平衡。

然而人的欲望总在潜移默化中膨胀。

有一个男人，经过了自己的艰苦努力，终于拥有了自己的事业和家庭，房子、车子在他的生活中样样齐全，而投身商海这么多年，没日没夜地奔波、操劳的他，有一天终于感觉累了，疲倦了，看着渐渐发福的太太，由不得感叹道："太太，在这个社会上，我们也算小富有余了，我想好好休整一年，然后去找个简单的工作。"

太太不满："作为男人，要有远大志向，不能小富即安，我们离真正的富翁还差太远。"

太太的话像针般又一次深深地扎进男人的心中，男人的尊严在那一刻激灵了一下，人活着究竟为什么，就为那些花花绿绿的钞票，他头一次迷茫了。

然而未等他再展宏图，他却轰然倒下了，莫名其妙地消瘦，胸部长时间的憋闷，让他不得不去医院检查，检查的结果让他头晕目眩，诊断书清晰地写着两个字：肺癌。他差点跌坐在椅子上，医生握着他的手，安慰他："慢慢调养，保持快乐的心情。"

回到家中，他感觉房子突然间变小了，太太也变得陌生，好像不认识了，整天一句话也不说，常常面对着窗外的小鸟发呆，自己再也飞不高了，什么创业，什么人生，什么追求，此刻都失去了意义。

终于有一天，他头也不回地走了，留给他妻子的只是一页白纸的留言：

欲望是滋生祸端的根源。

他的妻子看到这短短的几个字，没有说一句话，只是泪流满面。

欲望，永不满足的欲望，一方面是人们不懈追求的原动力。成就了人往高处走，水往低处流的箴言；另一方面也诠释了"有了千田想万田，当了皇帝想成仙"、"人心不足蛇吞象"的人性中的致命弱点。

正如宋学大家程颐所讲："一念之欲不能制，而祸流于滔天。"古往今来，贪婪成性的大有人在，因贪婪而身败名裂，甚至招致杀身之祸的人就更是不胜枚举了。而驱使他们做出种种抉择的唯一动力便是贪婪的心态。恩格斯曾鲜明地指出：卑劣的贪欲是文明时代从它存在的第一日起直至今日的动力；财富，财富，第三还是财富——不是社会的财富，而是这个微不足道的个人财富。这就是文明时代唯一的、具有决定意义的目的。

不要被贪念打败

适当的物欲能产生上进的动力，但欲望太盛的人也常会因其贪得无厌而被欲望的重负活活压死。

1856年，俄亥俄州的亚历山大商场发生了一起盗窃案，共失窃8只金表，损失16万美金，在当时，这是相当庞大的数目。

就在案子尚在侦破中，纽约商人罗森到此地批货，随身携带了4万美元现金。当他到达下榻的酒店后，先办理了贵重物品的保存手续，接着将钱存进了酒店的保险柜中，随即出门去吃早餐。

在咖啡厅里，他听见邻桌的人在谈论前阵子的金表盗窃案，因为是当时的新闻，这个商人并没有太在意。

中午吃饭时，他又听见邻桌的人谈及此事，他们还说有人用1万美元买了两只金表，转手后净赚3万美元，其他人纷纷投以羡慕的眼光说："如果让我遇上，不知道该有多好！"

然而，罗森听到后，却怀疑地想："哪有这么好的事？"

到了晚餐时间，金表的话题居然再次在他耳边响起，等到他吃完饭，回到房间后，忽然接到一个神秘的电话："你对金表有兴趣吗？老实跟你说，我知道你是做大买卖的商人，这些金表在本地并不好脱手，如果你有兴趣，我们可以商量看看，品质方面，你可以到附近的珠宝店鉴定，如何？"

罗森听到后，不禁怦然心动，他想这笔生意可获取的利润比一般生意优厚许多，所以他便答应与对方会面详谈，结果以4万美元买下了传说中被盗的8只金表中的3只。

但是第二天，他拿起金表仔细观看后，却觉得有些不对劲，于是他将金表带到熟人那里鉴定，没想到鉴定的结果是，这些金表居然都是假货，全部只值2000元而已。直到这帮骗子落网后，商人才明白，从他一进酒店存钱，这伙骗子就盯上了他，而他一整天听到的金表话题，也是他们故意安排设计的。

歹徒的计划是，如果第一天罗森没有上当，接下来，他们还会有许多花招准备诱骗他，直到他掏出钱为止。

因为贪私，而迷失方向的人比比皆是；因为贪图，而丧失天良的人也随处可见。贪欲不仅可怕，也是导致许多人失败的原因。

在巴拉圭有一对即将结婚的未婚夫妻，很高兴地大喊大叫、相互拥抱，因为他们中了一张高额彩券，奖金是 7.5 万美金。

可是，这对马上要结婚的新人，在中奖后隔天，就为了“谁该拥有这笔意外之财”而闹翻了。两人大吵一架，并不惜撕破脸，闹上法庭。为什么呢？因为这张彩券当时是握在未婚妻的手中，但是未婚夫则气愤地告诉法官：“那张彩券是我买的，后来她把彩券放入她的皮包内，但我也没说什么，因为她是我的未婚妻嘛！可是，她竟然这么无耻、不要脸，居然敢说彩券是她的，是她买的！”

这对未婚夫妻在公堂上大声吵闹，各说各话，丝毫不妥协、不让步，所以也让法官伤透脑筋。最后，法官下令，在尚未确定谁是谁非之时，发行彩券单位暂时不准发出这笔奖金！而两位原本马上要结婚的佳偶因争夺奖券的归属而变成怨偶，双方也决定取消婚约。

有人说：“结婚，往往不是为了钱；离婚，却往往是为了钱！”

的确，人的私心、贪婪，常使人跌倒，重重地跌在自己恶念的祸害里。

事实上，我们所拥有的，并不少，而仅仅因为欲望太多就使自己不满足，甚至憎恨别人所拥有的或期望比别人拥有更多，以致心里产生忧愁、愤怒和不平衡；欲望太多，就会导致心理贫穷！

托尔斯泰说：“欲望越少，人生就越幸福。”同理，我们也可以说欲望越多，就越容易致祸，的确，古往今来，多少人欲壑难填，多少人被贪婪打败，所以，生活中，我们一定要减轻欲望，懂得舍弃，只有这样才能从贪婪中解脱，从而获得心里安宁。

心灵载不动太多的沉重

汤玛斯·富勒说："满足不在多加燃料，而在于减少火苗；不在于累积财富，而在于减少欲念。"

贪欲会使人的精力和体力双重透支。放下贪欲，追求平实简朴的生活，是获得快乐的最简单的方法。

当欲望产生时，再多的得到都无法填满，贪多的结果只会带来无穷尽的烦恼和麻烦。学会接纳自己、欣赏自己，使我们从欲念的无底深渊中得到释放与自由，是快乐的始发站。

据说上帝在创造蜈蚣时，并没有为它造脚，可以爬得和蛇一样快。有一天，它看到羚羊、梅花鹿和其他有脚的动物都跑得比它还快，心里很不高兴，便嫉妒地说："哼！脚愈多，当然跑得愈快。"

于是，它向上帝祷告说："上帝啊！我希望拥有比其他动物更多的脚。"

上帝答应了蜈蚣的请求。他把好多好多的脚放在蜈蚣面前，任凭它自由取用。

蜈蚣迫不及待地拿起这些脚，一只一只地往身体贴上去，从头一直贴到尾，直到再也没有地方可贴了，它才依依不舍地停止。

它心满意足地看着满身是脚的自己，心中暗暗窃喜："现在我可以像箭一样地飞出去了！"

但是，等它一开始要跑步时，才发觉自己完全无法控制这些脚。这些脚噼里啪啦地各走各的，它非得全神贯注，才能使一大堆脚不致互相绊跌而顺利地往前走。

这样一来，它走得比以前更慢了。

过度的欲望让蜈蚣步伐缓慢、举步维艰，而人的心里一旦产生过分的欲望，终有一天，也会产生超载的现象，而这种负荷的结果是不堪设想的。

有一位禁欲苦行的修道者，准备离开他所住的村庄，到无人居住的山中去隐居修行，他只带了一块布当作衣服，就一个人到山中居住了。

后来他想到当他要洗衣服的时候，他需要另外一块布来替换，于是他就下山到村庄中，向村民们乞讨一块布当作衣服，村民们都知道他是虔诚的修道者，于是毫不考虑地就给了他一块布，当作换洗穿的衣服。

当这位修道者回到山中之后，他发觉在他居住的茅屋里面有一只老鼠，常常会在他专心打坐的时候来咬他那件准备换洗的衣服，他早就发誓一生遵守不杀生的戒律，因此他不愿意去伤害那只老鼠，但是他又没有办法赶走那只老鼠，所以他回到村庄中，向村民要一只猫来饲养。

得到了一只猫之后，他又想了——“猫要吃什么呢？我并不想让猫去吃老鼠，但总不能跟我一样只吃一些水果与野菜吧！”于是他又向村民要了一只乳牛，这样那只猫就可以靠牛奶维生。

但是，在山中居住了一段时间以后，他发觉每天都要花很多的时间来照顾那只母牛，于是他又回到村庄中，他找到了一个可怜流浪汉，于是就带着这无家可归的流浪汉到山中居住，帮他照顾乳牛。

那个流浪汉在山中居住了一段时间之后，他跟修道者抱怨说：“我跟你不一样，我需要一个太太，我要正常的家庭生活。”

修道者想一想也是有道理，他不能强迫别人一定要跟他一样，过着禁欲苦行的生活……

这个故事就这样继续演变下去，你可能也猜到了，到了后来，也许是半年以后，整个村庄都搬到山上。而这个修道者的最初的愿望也不可能实现了，一切都是因为欲望。欲望就像是一条锁链，一个牵着一个，永远都不能满足。

我们每个人都有欲望，但欲望太多了，人生就会变得疲惫不堪。每个人都应学会轻载，更应当学会知足常乐，因为心灵之舟载不动太多的重荷。

知足常乐，不做欲望的仆人

法国杰出的哲学家卢梭用一句特别精典的话形容现代人的物欲，他说：

“10 岁时被点心、20 岁被恋人、30 岁被快乐、40 岁被野心、50 岁被贪婪所俘虏。人到什么的时候才能只追求睿智呢?”的确人心不能清净，是因为物欲太盛。人生在世，不能没有欲望。然而，物欲太强，你就会沦为欲望的仆人，一生也不会轻松。

从前，一个想发财的人得到了一张藏宝图，上面标明了在密林深处的一连串宝藏。他立即准备好了一切旅行用具，特别是他还找出了四五个大袋子用来装宝物。一切就绪后，他进入了那片密林。他斩断了挡路的荆棘，淌过了小溪，冒险冲过了沼泽地，终于找到了第一个宝藏，满屋的金币熠熠夺目。他急忙掏出袋子，把所有的金币装进了口袋。离开这一宝藏时，他看到了门上的一行字:“知足常乐，适可而止。”

他笑了笑，心想，有谁会丢下这闪光的金币呢？于是，他没留下一枚金币，扛着大袋子来到了第二个宝藏，出现在眼前的是成堆的金条。他见状，兴奋得不得了，依旧把所有的金条放进了袋子，当他拿起最后一条时，上面刻着:“放弃了下一个屋子中的宝物，你会得到更宝贵的东西。”

他看了这一行字后，更迫不及待地走进了第三个宝藏，里面有一块磐石般大小的钻石。他发红的眼睛中泛着亮光，贪婪的双手搬起了这块钻石，放入了袋子中。他发现，这块钻石下面有一扇小门，心想，下面一定有更多的东西。于是，他毫不迟疑地打开门，跳了下去，谁知，等着他的不是金银财宝，而是一片流沙。他在流沙中不停地挣扎着，可是越挣扎他陷得越深，最终与金币、金条和钻石一起长埋在了流沙下。

如果这个人能在看了警示后离开的话，能在跳下去之前多想一想，那么他就会平安地返回，成为一个真正的富翁了。知足，从某种意义上来讲，给了自己一个生存的空间，给了自己一条走向成功的道路……

物质上永不知足是一种病态，其病因多是权力、地位、金钱之类引发的。这种病态如果发展下去，就是贪得无厌，其结局是自我爆炸，自我毁灭。

托尔斯泰曾讲过这样的故事：有一个人想得到一块土地，地主就对他说，清早，你从这里往外跑，跑一段就插个旗杆，只要你在太阳落山前赶回来，插上旗杆的地都归你。那人就不要命地跑，太阳偏西了还不知足。太阳落山前，他是跑回来了，但已精疲力竭，摔个跟头就再没起来。于是有人挖了个坑，就地埋了他。牧师在给这个人做祈祷的时候说："一个人要多少土地呢？就这么大。"正像《伊索寓言》里所说的："有些人因为贪婪，想得到更多的东西，却把现在所有的也失掉了。"

所以生活中我们应该明白：即使你拥有整个世界，但你一天也只能吃三餐。这是人生思悟后的一种清醒，谁真正懂得它的含义，谁就能活得轻松，过得自在，白天知足常乐，夜里睡得安宁，走路感觉踏实，蓦然回首时没有遗憾！

唐代伟大的文学家柳宗元曾写过一篇名为《蝜蝂传》的一散文，文中说，有一种善于背负东西的小虫蝜蝂，行走时遇见东西就拾起来放在自己的背上，高昂着头往前走。它的背发涩，堆放到上面的东西掉不下来。背上的东西越来越多，越来越重，不停止的贪婪行为，终于使它累倒在地。

人赤条条地来去于这个世界上，不可能永久地拥有什么，当你煞费心机所获取来的又在自己赤条条地离开之前交给他人的时候，那将是怎样的一种心态呢！相反，假使我们能对我们现有的一切感到满足，那么，我们便会活得洒脱得自得其乐，幸福也在其中。所以有人提出："人生是这样短暂，我们纵然身在陋巷，也应享受每一刻美好的时光。"

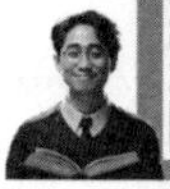

扫码获取
更多资源

第二章

窥视现代人的人格漏洞

随着社会的发展与进步，越来越多的人产生了人格障碍。人格障碍是指人的性格特征明显偏离正常，它是一种心理上的变异，不属于精神疾病，也不属于智力缺损，但有人格障碍的人群大多不能被人接受。本章从各个方面指出了现代人的人格漏洞，并深入实际讲述了一些解除人格障碍的方法，帮助人们早日走出人格的误区，重新捡拾快乐的时光。

第一节 走出自闭，沐浴群体阳光

俗话说，“轻霜冻死单根草，狂风难毁万木林”。自我封闭的人，实际上是在不知不觉中为自己的成功设置了障碍。其实，人生需要朋友，朋友在关键的时候可以成为你走向成功的桥梁。

凯思·柯林斯说：“把自己封闭起来，风雨是躲过去了，但阳光也照射不进来。”自我封闭的人是把自己锁进了坟墓，而能成为掘墓人的，却只有自己。打开心灵，才能容纳大海，告别自闭，才能沐浴阳光。

自闭摧毁幸福

现代社会，交通、通讯越来越发达，人们的生活的丰富多彩。越来越多的人却声称内心孤独。一位中学生说，即使是在拥挤的教室、热闹的街市和同学的生日聚会上，都能感受到难以排遣的孤独感。孤独是一种思想上、情感上无以沟通、无倚无傍、无人理解与认同的感觉。这种感觉会让我们心情抑郁，情绪低沉，久而久之，就会走向自闭。

自闭的人往往深居简出，与世隔绝。他们更多地注意别人的评价，甚至别人的目光，最后干脆拒绝与人来往。他们或逃避现实，或期望过高，或孤身不嫁，或推卸义务，总之，他们要达到的结果就是将自己封闭起来。

有一个叫姚勇的个体户，自从参加一位朋友的生日宴会后，就突然感到莫名恐惧，不敢外出见人，终致无法经营自开的一家百货店，而闲在家里。家人也为此整日愁眉不展，后来在朋友的百般追问下他才道出了原因，他对朋友说：

"我两年前下岗，自己开了一家百货店，生意挺不错。不久，街坊一位长得挺'帅'的哥们儿也开了一家更大的商店，开后不久生意就红火起来。一次我和他一同去赴一位朋友的生日宴会，都是同行，他大受朋友们的欢迎，不少人争着和他聊天，像众星捧月似的，搭理我的人却很少。于是顿感心中不安，中途退席回家。从此，不时感到惶恐不安，老觉得我绝不可能超过他而感到害怕。开始还只是怕和他在一起，后来连见到他也害怕，整天担心他会突然出现在自己面前。不久，就连顾客上门买东西也感到害怕。无法继续营业而停业待在家里，甚至不敢出门会客，如此情况已有一年多了。不知道这种状况还能持续多久，我老婆现在也不想和我生活在一起了。"

姚勇的遭遇让我们了解了自闭的可怕。自闭不仅让自己失去对生活的信心，而且做任何事情都心灰意懒，精神恍惚，最终致自己不能容纳自己，走向极端。

自闭是阳光心灵开放的一剂毒药，是对自己融入群体的所有机会的封杀，自闭不仅毁掉自己的一生，也会让周围的朋友、亲人一起忧伤，总之，自闭会葬送一生的幸福。所以，生活在现代生活的快节奏中，我们一定要走出自闭的牢笼，走入群体的海洋。

自闭带给你的究竟是什么

每个人活在世上都有追求，并且希望达到完善，这本是一种天性。但人性的历程始终是得失相随，难有十全十美的时候，因而每个人也都应该有一定的心理承受能力才行。特别是当人们遇到挫折或打击后，应积极努力地将紧张或焦虑心态转移或发泄出来，防止其持续作用而损害健康。如果人们面对挫折和打击，将自己"封闭"起来，甚至消极悲观，独居一隅，这样发展下去，就会构成现代生活易发的"自闭"心理状态而不能自拔。

暂时的自闭孤独有时也是一种休息、放松及宣泄。但是这种自闭只能是暂时的，如果长时间陷入其中，必然会导致心灵的失衡，形成好走极端的倾向。而且，长期的封闭会阻隔个人与社会的正常交往。处在封闭环境之中的人，感觉不到封闭，就必然导致精神的萎靡，思维的僵滞，它使人认知狭窄，情感淡漠，人格扭曲，最终可能导致人格异常与变态。

在一家生物公司工作的小张便是这样的。他和一名同事一起参加了优秀员工的角逐，但结果是他落选了，他的同事被选上了。小张很不服气地说："论能力、论口才，我哪一点比他差？可他选上了，而我却落榜了。不就是那个副经理是他老乡吗，有什么了不起。"于是，以后的其他活动他也"不屑"参加。不得不承认，工作中好多事情也是少不了人情的，有些事情也是依靠人情才能解决的。既然现实已经如此就不得不接纳，去坦然面对。像小张这样的人一遇到挫折就怨天尤人、一蹶不振，很容易走向自闭。

在社会里，经历小张这般遭遇的为数不少。起初，他们都是抱着一腔热忱，想在工作里大展身手，但现实却令他们失望，多少受了点挫折便自暴自弃了，甚至"心如死灰"，似乎"看破了红尘"、"世人皆醉我独醒"……这些人大多数在上学期间活泼开朗，只是到了工作时才"连连受挫"，因此也无意于"争名夺利"了，也不再"出头露面"了，逐渐变得内向、自闭起来。

自我封闭的心理具有一定的普遍性，各个历史时期、不同年龄层次的人都可能出现，其症状特点有：不愿意与人沟通、害怕和人交流、讨厌与人交谈，逃避社会，远离生活，精神压抑，对周围环境敏感。由于他们的自我封闭，所以常常忍受着难以名状的孤独寂寞。众所周知，人类的内心世界是由感情凝结而成的，所以我们才能在邻居或朋友之间建立起诚挚的友谊；才能在夫妻间建立起美满的婚姻和家庭；社会也才能通过感情的纽带协调转动。真挚的感情无影无形，但它却比任何实际的东西都更有价值。

如果一个人总是将自己封闭在一个狭窄的圈子内，对自己、对社会都没有好处，所以自闭的人都应走出自我封闭的圈子，注意倾听自己心灵的声音并大胆表现它的美好和幸福。

打开自闭心灵，寻找快乐的天堂

一个富翁和一个书生打赌，让这位书生单独在一间小房子里读书，每天有人从高高的窗外往里面递一回饭。假如能坚持10年的话，这位富翁将满足书生所有的要求。于是，这位书生开始了一个人在小房子里的读书生涯。他与世隔绝，终日只有伸伸懒腰，沉思默想一会儿。他听不到大自然的天籁之声，见不到朋友，也没有敌人，他的朋友和敌人就是他自己。

很快，这位书生就自动放弃了这一搏。

因为书生在苦读和静思中终于大彻大悟：10年后，即便大富大贵又能怎样？

从这个故事中我们得到了很多启发：

可以说自从世界上出现人类以来，相互交往就一直存在，即使是病人，聚在一起也比独处要轻松，尤其是现代社会，与世隔绝，独处一室是非常不切实际的做法，人际关系就像是一盏灯，在人生的山穷水尽处，指引给你柳暗花明的又一村繁华。创造完美的人生就从铺好你的人脉开始……

张辉在一家公司做一名管理人员。在公司产品遭遇退货、赔款濒临倒闭，公司高层们急得团团转而又束手无策时，张辉站了出来，提供了一份调查报告，找出了问题的症结。此举不仅一下子解决了公司的难题，还为公司赚了几百万。

因工做出色，张辉深受老总的重视，不久就成为全公司的一颗明星。凭着自己的智慧和胆略，他又为公司的产品打开国内市场，立下了汗马功劳，两年时间内为公司赚回几千万利润，成为公司举足轻重的人物。

张辉踌躇满志，以为销售部经理一职非他莫属。然而，他没有被提职。本来公司董事会要提拔他为公司主管销售的副总经理，却由于在提名时遭到人事部门的强烈反对而作罢，理由是各部门对他的负面反映太大，比如不懂人情世故，不和同事交往，骄傲自大……让这样一个故步自封的人进入公司的决策层显然不太适宜。

销售部经理一职被别人担任了，他只好拱手交出自己创建、自己培养成熟的国内市场。这就好比自己亲手种下的果树上所结的果子被别人摘走一样，令他非常痛苦和不解。

他不明白，公司怎么能这样对待自己呢？自己到底错在哪里？后来，还是一个同情他的朋友为他破解了他的迷惑。

难怪那一次，他出去为公司办理业务，需要一批汇款，在紧要关头却迟迟不见公司的汇票，业务活动“泡汤”，令他很难堪。实际上是一个出纳员给他穿了一次小鞋。因为，平时他对这个出纳不巴结、不献媚、不送小礼品，也就是说没有把她放在眼里。

还有一次他在外办事，需要公司派人来协助，却不料人还没有到，马上又把人撤回来了，原来是一些资格较老的人觉得他很“孤傲”、“目中无人”，在工作上从不与他们交流……所以想尽办法拖他的后腿，让他的工作无法展开。

尽管张辉工作业绩辉煌，但他忽视了人际关系的重要性。那些他不熟悉的、不放在眼里的小人物，在关键时刻照样会坏他的大事，阻碍他在公司的发展和成功。在无可奈何的情况下，他只好伤心地离开了公司。

许多杰出的人士，之所以被能力不如自己的击垮就是因为不善与人沟通，不注意与人交流，被一些非能力因素打败，在中国这样的一个重人情世故的国家，不能融入人群无异于自毁前程，把自己逼入死胡同。

穷困潦倒的英雄，是常见的事，但只要懂得与群体感情的投资，就能一飞冲天，一鸣惊人。

人是高级的感情动物，注定要在群体中生活，而组成群体的人又处在各种不同的阶层，具有各自的属性，适当时进行感情投资，有利于在社会上建立一个好人缘，只有人缘好，才能有一个好的形象，你的人际交往才能如鱼得水，没人缘的人自然会常常陷入进退两难的境地。

懂得人情的聪明人，平时就很讲究感情投资，讲究人缘，其社会形象是常人不可比的，遇到困难很容易得到别人的支持和帮助。因此，这样的聪明者其交友能力都较一般人占有明显的优势。

赢得好人缘要有长远眼光，要在别人遇到困难时主动帮助，在别人有事时不计回报，“该出手时就出手”，日积月累，留下来的都是人缘。

现代人生活忙忙碌碌，没有时间进行过多的应酬，日子一长，许多原来牢靠的关系就会变得松懈，朋友之间逐渐互相淡漠。这是很可惜的。

就像西德尼·史密斯所说：“生命是由众多的友谊支撑起来的，爱和被爱中存在着最大的幸福。”一个人如果孤立无援，那他一生就很难幸福；一个人如果不能处理好人际关系，就犹如在雷区里穿行，举步维艰。“条条大路通罗马”，而八面玲珑的人可以在每条大路上任意驰骋。

第二节 不再自私，快乐与人共享

自私是一种潜藏在心灵深处的人的本能欲望，它的存在与表现不为本人所察觉，私欲强的人不顾社会和他人的利益，一味地满足自己的需求，而在自己私欲得到满足的时候却心安理得地享受，所以，自私的人，没有人愿意与其共事，因而他也永远难以取得成功。

世间成大事的人一般都是做事坦荡，能克制私欲的君子。

自私就是自毁

卢克莱修说：自私是人类的一种本性，高尚者和卑劣者的区别在于：前者能够克制这种本性而代之以无私的给予，而后者则任其肆意横行。

自私是一种极端利己的心理，自私的人不顾他人和社会的利益，只计较个人得失，不讲公德；更有甚者会为私欲铤而走险，最后受到法律的制裁，自私也是诱发贪婪、嫉妒、报复等病态心理的根源。

历史一再证明，自私的人是没有好的结局的，从某种意义来说，自私就是自毁，自私者到最后只能独自吞噬恶果。

一个美国士兵在越南战争中受伤，成了残疾人，他不知道父母还肯不肯接受自己，就先给家里打一个电话：“爸爸，妈妈，我要回家了。但是我有一个战友在那可恶的战争中踩响了一个地雷，少了一条腿和一只手。他已无处可去，我希望他能和我们一起生活。”

"我们为他感到遗憾，孩子。不过他恐怕不能和我们住在一起，他会给我们造成很大的拖累，我们有我们的生活。"父亲的话没说完，儿子的电话就断了。几天后，父母接到警察局打来的电话，被告知他们的儿子坠楼自杀了。悲痛欲绝的父母在停尸房内认出了他们的儿子，他们惊愕地发现：他们的儿子少了一条腿和一只手。

我们无法想象留给那对父母的是怎样的悔恨与悲哀，但我们却能够深深地意识到自私留给自己心灵以及生活的惨重戕害，然而自私之心不分时空，不分人群，它如影随形般存在于我们的生活中。

从前，有两位很虔诚、很要好的教徒，决定一起到遥远的圣山朝圣。两人背上行囊，风尘仆仆地上路，誓言不达圣山朝拜，绝不返家。

两位教徒走啊走，走了两个多星期之后，遇见一位白发年长的圣者。这圣者看到这两位如此虔诚的教徒千里迢迢要前往圣山朝圣，就十分感动地告诉他们："从这里距离圣山还有十天的脚程，但是很遗憾，我在这十字路口就要和你们分手了。而在分手前，我要送给你们一个礼物！什么礼物呢？就是你们当中一个人先许愿，他的愿望一定会马上实现；而第二个人，就可以得到那愿望的两倍！"

此时，其中一教徒心里一想："这太棒了，我已经知道我想要许什么愿，但我不要先讲，因为如果我先许愿，我就吃亏了，他就可以有双倍的礼物！不行！"而另外一教徒也自忖："我怎么可以先讲，让我的朋友获得加倍的礼物呢？"于是，两位教徒就开始客气起来，"你先讲嘛！""你比较年长，你先许愿吧！""不，应该你先许愿！"两位教徒彼此推来推去。"客套地"推辞一番后，两人就开始不耐烦起来，气氛也变了："你干吗！你先讲啊！""为什么我先讲？我才不要呢！"

两人推到最后，其中一人生气了，大声说道："喂，你真是个不识相、不知好歹的人，你再不许愿的话，我就把你的狗腿打断，把你掐死！"

另外一人一听，没有想到他的朋友居然变脸，竟然来恐吓自己！于是想，你这么无情无义，我也不必对你太有情有义！我没办法得到的东西，你也休想得到！于是，这一教徒干脆把心一横，狠心地说道："好，我先许愿！我希望——我的一只眼睛——瞎掉！"

很快地，这位教徒的一个眼睛马上瞎掉，而与他同行的好朋友，也立刻两个眼睛都瞎掉！

原本，这是一件十分美好的礼物，可以让两位好朋友共享，但是人的狭隘、自私，左右了自己心中的情绪，所以使得"祝福"变成"诅咒"、使"好友"变成"仇敌"，更是让原来可以"双赢"的事，变成两人瞎眼的"双输"！

同样的时间，不同的地段，自私仍在上演。

有两个重病人，同住在一家大医院的小病房里。房间很小，只有一扇窗子可以看见外面的世界。其中一个人，在他的治疗中，被允许在下午坐在床上一个小时（有仪器从他的肺中抽取液体）。他的床靠着窗，但另外一个人终日都得平躺在床上。

每当下午睡在窗旁的那个人在那个小时内坐起的时候，他都会描绘窗外景致给另一个人听。从窗口可以看到公园里的湖。湖内有鸭子和天鹅，孩子们在那儿撒面包片，放模型船，年轻的恋人在树下携手散步，在鲜花盛开、绿草如茵的地方人们玩球嬉戏，后头一排树顶上则是美丽的天空。

另一个人倾听着，享受每一分钟。一个孩子差点跌到湖里，一个美丽的女孩穿着漂亮的夏装……他朋友的述说几乎使他感觉自己亲眼看见外面发生的一切。

然而，在一个天气晴朗的午后，他心想：为什么睡在窗边的人可以独享看外头的权利呢？为什么我没有这样的机会？他觉得不是滋味，他越这么想，就越想换位子。他一定得换才行！有天夜里他盯着天花板瞧，另一个人忽然惊醒了，拼命地咳嗽，一直想用手按铃叫护士来。但这个人只是旁观而没有帮忙——尽管他感觉同伴的呼吸已经停止了。第二天早上，护士来的时候那人已经死了，只能静静地抬走他的尸体。

过了一段时间后，这人开口问，他是否能换到靠窗户的那张床上。他们搬动了他，帮他换位子，使他觉得很舒服。他们走了以后，他用手肘撑起自己，吃力地向窗外望去……窗外只有一堵空白的墙。

自私，让他失去了一个伙伴，自私让他再也无法领略那如画的风景，自私让他的人生之路越走越狭隘，自私，生命不能承受之重！自私，只会让我们步入生命的死谷，在人性阴暗的“无间道”中经受着炼狱般的痛苦与煎熬，永远得不到阳光与雨露的滋润……

学会付出，学会与人分享

俗语说：“赠花予人，手上留香！”学会付出是美好人性的体现，同时也是一种处世智慧和快乐之道。有一句名言说：“人活着应该让别人因为你活着而得到益处。”学会分享、给予和付出，你会感受到舍己为人，不求任何回报的快乐和满足。幸福犹如香水，你不可能泼向别人而自己却不沾几滴。的确，在生活中，超越狭隘、帮助他人、撒播美丽、善意地看待这个世界……快乐、幸福和丰收会时时与我们相伴。对此，罗曼·罗兰说得很精彩：“快乐和幸福不能靠外来的物质和虚荣，而要靠自己内心的高贵和正直。”

贝尔太太是美国一位有钱的贵妇人，她在亚特兰大城外修了一座花园。花园又大又美，吸引了许多游客，他们毫无顾忌地跑到贝尔太太的花园里游玩。

年轻人在绿草如茵的草坪上跳起了欢快的舞蹈；小孩子扎进花丛中捕捉蝴蝶；老人蹲在池塘边垂钓；有人甚至在花园当中支起了帐篷，打算在此过他们浪漫的盛夏之夜。贝尔太太站在窗前，看着这群快乐得忘乎所以的人们，看着他们在属于她的园子里尽情地唱歌、跳舞、欢笑。她越看越生气，就叫仆人在园门外挂了一块牌子，上面写着：私人花园，未经允许，请勿入内。可是这一点也不管用，那些人还是成群结队地走进花园游玩。贝尔太太只好让她的仆人前去阻拦，结果发生了争执，有人竟拆走了花园的篱笆墙。

后来贝尔太太想出了一个绝妙的主意，她让仆人把园门外的那块牌子取下来，换上了一块新牌子，上面写着：欢迎你们来此游玩，为了安全起见，本园的主人特别提醒大家，花园的草丛中有一种毒蛇。如果哪位不慎被蛇咬伤，请在半小时内采取紧急救治措施，否则性命难保。最后告诉大家，离此地最近的一家医院在威尔镇，驱车大约50分钟即到。

这真是一个绝妙的主意，那些贪玩的游客看了这块牌子后，对这座美丽的花园望而却步了。可是几年后，有人再往贝尔太太的花园去，却发现那里因为园子太大，走动的人太少而真的杂草丛生，毒蛇横行，几乎荒芜了。孤独、寂寞的贝尔太太守着她的大花园，她非常怀念那些曾经来她的园子里玩的快乐的游客。

篱笆墙是农家用来把房子四周的空地围起来的类似栅栏的东西，有的上面还有荆棘，不小心碰上会扎人。篱笆墙的存在是向别人表示这是属于自己的“领地”，要进入必须征得自己的同意。贝尔太太用一块牌子为自己筑了一道特别的“篱笆墙”，随时防范别人的靠近。这道看不见的篱笆墙只是一种自私的表象，而它隔开的不只是人的脚步，更是心与心的距离，当所有朋友都远离，当所有脚步都绕路而行，那么再美的花又有什么用，无人分享，就永远实现它们本身的价值。

有一年的圣诞节，保罗的哥哥送给他一辆新车作为圣诞礼物。圣诞节的前一天，保罗从他的办公室出来时，看到街上一个小男孩在他闪亮的新车旁走来走去，并不时触摸它，满脸羡慕的神情。

保罗饶有兴趣地看着这个小男孩。从他的衣着来看，他的家庭显然不属于自己这个阶层。就在这时，小男孩抬起头，问道：“先生，这是你的车吗？”

“是啊，”保罗说，“这是我哥哥送给我的圣诞礼物。”

小男孩睁大了眼睛：“你是说，这是你哥哥给你的，而你不用花一角钱？”

保罗点点头。小男孩说：“哇！我希望……”

保罗原以为小男孩希望的是也能有一个这样的哥哥，但小男孩说出的却是：“我希望自己也能当这样的哥哥。”

保罗深受感动地看着这个男孩，然后问他：“要不要坐我的新车去兜风？”

小男孩惊喜万分地答应了。

逛了一会儿之后，小男孩转身向保罗说："先生，能不能麻烦你把车开到我家门前？"

保罗微微一笑，他想他理解小男孩的想法：坐一辆大而漂亮的车子回家，在小朋友的面前是很神气的事。但他又想错了。

"麻烦你停在两个台阶那里，等我一下好吗？"

小男孩跳下车，三步并作两步地跑上台阶，进入屋内。不一会儿他出来了，并带着一个显然是他弟弟的小孩。这个小孩因患小儿麻痹症而跛着一只脚。他把弟弟安置在下边的台阶上，紧靠着坐下，然后指着保罗的车子说："看见了吗？就像我在楼上跟你讲的一样，很漂亮对不对？这是他哥哥送给他的圣诞礼物，他不用花一角钱！将来有一天我也要送你一部和这一样的车子，这样你就可以看到我一直跟你讲的橱窗里那些好看的圣诞礼物了。"

保罗的眼睛湿润了，他走下车子，将小弟弟抱到车子前排座位上。他的哥哥眼睛里闪着喜悦的光芒，也爬了上来。于是三个人开始了一次令人难忘的假日之旅。

在这个圣诞节，保罗明白了一个道理：给予真的比接受更令人快乐。

有位名人说：人活着应该让别人因为你活着而得到益处。的确，学会给予和付出，你会感受到舍己为人，不求任何回报的快乐和满足。一位儿童教育家说："只知索取，不知付出；只知爱己，不知爱人，是当前独生子女的通病。"学会付出是人类光辉灿烂人性的体现，同时也是一种处世智慧和快乐之道。

即使你拥有金钱、爱情、荣誉、成功和刺激，也许你还不会有快乐。快乐是人生的至高追求，只有给予和付出，你才能实现这一追求。

海伦·凯勒曾说："任何人出于他的善良的心，说一句话有益的话，发出一次愉快的笑，或者为别人铲平粗糙不平的路，这样的人就会感到欢欣是他自身极其亲密的一部分，以至使他终身去追求这种欢欣。"的确，在生活中，从一个表情、一句问候、一个眼神、一件小事开始，学会付出，善意地看待这个世界，快乐会时时与我们相伴。说到底，拥有快乐其实很简单。对此，还是罗曼·罗兰说得精彩："快乐不能靠外来的物质和虚荣，而要靠自己内心的高贵和正直。"

付出爱心，你就种下希望

哈伯德说："聪明人都明白这样一个真理——帮助自己的唯一办法，就是去帮助别人。"的确，为别人付出爱心，就种下一片希望，也就会品尝到丰收的喜悦。

有一位盲人，在夜晚走路时手里总是提着一个明亮的灯笼。别人看了感到很好奇，就问他："你自己根本看不见，为什么还要打着灯笼走路呢？"

盲人回答说："这个道理很简单，我提上灯笼并不是给自己照路的，而是为别人提供光明，帮助别人看清道路。不过，我这样帮助别人的结果，其实也是等于帮助了自己。正是因为我手里提着灯笼，别人就容易看见我，不会撞到我身上，这样就可以保护我自己的安全了。"

帮助别人，给予别人方便，才会得到别人的帮助，给自己也带来方便。因为人们都有"相互回报"的心理，你对别人的慷慨付出往往也会得到别人的无偿回报。

一天，一个贫穷的小男孩为了攒够学费正挨家挨户地推销商品。劳累了一整天的他此时感到十分饥饿，但摸遍全身，却只有一角钱。怎么办呢？他决定向下一户人家讨口饭吃。当一位一天，一个贫穷的小男孩为了攒够学费正挨家挨户地推销商品。劳累了一整天的他此时感到十分饥饿，但摸遍全身，却只有一角钱。怎么办呢？他决定向下一户人家讨口饭吃。当一位美丽的女孩打开房门的时候，这个小男孩却有点不知所措了，他没有要饭，只乞求给他一口水喝。这位女孩看到他很饥饿的样子，就拿了一大杯牛奶给他。男孩慢慢地喝完牛奶，问道："我应该付多少钱？"年轻女子回答道："一分钱也不用付。妈妈教导我们，施以爱心，不图回报。"男孩说："那么，就请接受我由衷的感谢吧！"说完男孩离开了这户人家。此时，他不仅感到自己浑身是劲儿，而且还看到上帝正朝他点头微笑。其实，男孩本来是打算退学的。

数年之后，那位年轻女子得了一种罕见的重病，当地的医生对此束手无策。最后，她被转到大城市医治，由专家会诊治疗。当年的那个小男孩如今已是大名鼎鼎的霍华德·凯利医生了，他也参与了医治方案的制定。当看到病历上所写的病人的来历时，一个奇怪的念头霎时间闪过他的脑际。他马上起身直奔病房。

来到病房，凯利医生一眼就认出床上躺着的病人就是那位曾帮助过他的恩人。他回到自己的办公室，决心一定要竭尽所能来治好恩人的病。从那天起，他就特别地关照这个病人。经过艰辛努力，手术成功了。凯利医生要求把医药费通知单送到他那里，在通知单的旁边，他签了字。

当医药费通知单送到这位特殊的病人手中时，她不敢看，因为她确信，治病的费用将会花去她的全部家当。最后，她还是鼓起勇气，翻开了医药费通知单，旁边的那行小字引起了她的注意，她不禁轻声读了出来："医药费——一满杯牛奶。霍华德·凯利医生。"

梵界讲究善恶轮回，因果报应。其实在现实生活中，这种所谓的"因果报应"只不过是心存感激的受惠者对施惠者的一种报偿而已。对他人施予善行，往往能收以别人更加丰厚的回报。明智的父母都懂得让孩子奉献自己的爱心，帮助别人。帮助别人，就是帮助自己，而我们为别人付出的时候，本身就体验到了生命的快乐和富足。下面要讲的一个故事，再一次说明了这一点。

多年以前，在荷兰一个小渔村里，一个勇敢的少年以自己的实际行动使全世界的人们懂得了无私奉献的报偿。

由于全村的人们都以打鱼为生，而海面上瞬息万变，危急四伏。因此为了应对突发海难，人们建立了自愿紧急救援队。

在一个漆黑的夜晚，海面上乌云翻滚，狂风怒吼，巨浪掀翻了一条渔船，船员的生命危在旦夕。他们发出了SOS的求救信号。救援队的船长听到了警报，火速召集自愿紧急救援队的成员，乘着划艇，冲入了汹涌的海浪中。忧心忡忡的村民们都聚集在海边，翘首眺望着云谲波诡的海面，他们每人都举着一柄提灯，为救援队照亮返回的路。

一个小时之后，救援队的划艇终于冲破浓雾，乘风破浪，向岸边驶来。村民们喜出望外，欢呼着跑上前去迎接。当他们精疲力竭地跑到海滩后，却听到自愿救援队的队长宣布：由于救援船容量的限制，无法搭载所有遇险的人，无奈只得留下其中的一个人；否则救援船就会翻覆，那样所有的人都活不了了。

刚才还欢欣鼓舞的人们顿时安静下来，才落下的心又悬到了嗓子眼儿，人们又陷入了慌乱与不安之中。这时，救援队长开始组织另一队自愿救援者前去搭救那个最后留下来的人。16 岁的汉斯自告奋勇地报了名。他的母亲忙抓住了他的胳膊，用颤抖的声音说："汉斯，你不要去。你知道，10 年前，你的父亲就是在海难中丧生的，而 3 个星期前你的哥哥保罗也出了海，可是到现在连一点消息也没有。孩子，你现在是我唯一的依靠了！求求你千万不要去！"

看着母亲那日见憔悴的面容和近乎乞求的眼神，汉斯心头一酸，泪水在眼中直打转，但是他强忍住没让它流下来。"妈妈，我必须去！"他坚定地答道，"妈妈，您想想，如果我们每个人都说'我不能去，让别人去吧！'那情况将会怎样呢？妈妈，您就让我去吧，这是我的责任。只要有人要求救援，我们就得竭尽全力地去履行我们的义务。"汉斯张开双臂，紧紧地拥吻了一下他的母亲，然后义无反顾地登上了救援队的划艇，冲人无边无际的黑暗之中。10 分钟过去了，20 分钟过去了……一小时过去了。这一个小时，对忧心忡忡的汉斯的母亲来说，真是太漫长了。终于，救援船再次冲破迷雾，出现在人们的视野中。只见汉斯正站在船头向岸上眺望。救援队长把手握成喇叭状，向汉斯高声喊道："汉斯，你找到留下来的那个人了吗？"

汉斯高兴地大声回答："我们找到他了，队长。请您告诉我妈妈，他就是我的哥哥——保罗！"

只有你付出爱心，你才能有收获希望，只有在别人困难的时候，毫不犹豫地伸出救援的双手，在你困难时，你才能得到更多的帮助。

第三节 握别自负，不学夜郎自大

自负心理就是盲目自大，过高地不切实际地评估自己的能力，以致失去自知。自负者通常以自我为中心，孤傲、自大是他们惯有的常态，但是自负最终会让人付出惨重的代价。所以，只有握别自负，从孤芳自赏中清醒过来，才能开创人生辉煌。

自负能夺走生命

有人说，自负是我们自掘的一个陷阱，当我们得意忘形的时候，常常堕入其中。自负的人往往自欺欺人，吞掉了苦果还要装出甜蜜的样子，自负害人，它甚至能夺走人的生命。

当许明自杀的消息传遍整个大学校园的时候。人们不禁为之震惊，尤其是熟悉许明的同学、老师和老乡，更为他的轻率而备感痛心。

许明4年前以省第一的成绩考入这所重点大学的。进校后，学校领导、老师对他倍加重视，他们说"终于有机会发放5000元的状元奖金了"。仅他个人的宣传就搞了半学期，许明成了全校闻名的人物，全校无人不知、无人不晓。

老师的宠爱、同学的羡慕以及一些人的吹捧，让许明有了飘飘然的感觉。他想当然地认为自己是最棒的，从此，他变得极其自负高傲。老师的话他有时还能听进去一些，同学的话他从来就不听完，还总是借机嘲笑、贬低别的同学，对什么事都嗤之以鼻。由于他的过分自负，他没有一个朋友，孑然一身更让他谁也瞧不上眼。每天他想着头顶上省状元的桂冠，自鸣得意。他经常因为觉得老师讲课讲得不好而不去上课，他从不参加集体活动。他时常沉浸于武侠小说、言情小说的世界里而混沌度日。老师为他的滑坡而担忧，经常劝导他要戒骄戒躁，可是他总是把老师的话当作耳边风，他自负地认为，自己这么聪明，对付那些考试是小菜一碟。就这样，虽然他从未在期末考试中持“红灯”，但成绩不容他乐观。自己得不到奖学金，他就说别人只会读死书；自己评不上优秀称号，他就说别人只会溜须拍马、笼络人心。

到了大四，保研名单上自然没有他。他只有两条路可以走，考研，或找工作。然而他仍自负地认为，自己是省状元，我不上研究生谁上。于是，他自负地向全班同学宣称他要考上全国最著名大学的计算机硕士研究生。从此，他也能起早贪黑地学习了，无奈，由于大学期间专业功底太差，他学习起来总是力不从心。3 月份公布成绩时他的专业课均没有上线，这无疑是当头一棒。他拿到成绩通知单时如霜打的茄子一般。第二天早上，人们在 14 层高的办公楼前发现了许明的尸体，他的口袋里装着一份浸透了鲜血的成绩通知单和一封遗书。他说:“因为我知道自己再也骄傲不起来了，对我而言，没有了骄傲就如同剥夺了自己的生命。”

我们在深深惋惜许明年轻的生命的同时，更察觉了人性的深处的悲哀，也许许明到最后也不知道是自负让他失去了生存的勇气，是自负剥夺他的生存的欲望。

大文豪王尔德说：“人们把自己想得太伟大时，正是以显示本身的渺小。”“人外有人，天外有天”，谁也不是常胜将军。自负者习惯沉浸于虚无的胜利幻想中，他们常常因为一次的成功就自我满足，眼前显现的永远是早已逝去的鲜花与掌声。他们把别人给予他们的荣誉看作是理所当然的，他们不能静下心来想一想如今自己都做了些什么，都收获了什么。自负者总认为曾经的成功能长久，总认为别人一直会甘拜下风。所以，他们自视清高、目中无人，更有甚者非但自己不思进取，还伺机嘲讽别人的努力，最终导致了正常心理的扭曲。

盲目自负让你失去更多

许多人总是把自负当成是激励自己继续努力和赖以为生的精神动力，事实上，自负是一种精神与心灵上的盲目。

盲目的自负，会使会看不到自己的不足，容易失败。所以我们应该尽量减少这种盲目的自负，我们可以从以下几方面去做。

第一个方面，对别人的批评虚心接受。自负者的致命弱点是不愿改变自己的态度或接受别人的观点，接受批评即是针对这一弱点提出的方法。它并不是让自负者完全服从于他人，只是要求他们能够接受别人的正确观点，通过接受别人的批评，改变过去固执己见、唯我独尊的形象。

比尔·盖茨曾说："如果我们有了一点成功便觉得了不起，这是不可取的行为。然而如果我们为自己的成功自鸣得意时，有一个人来教训我们一番，那么，我们就可以称之幸运了。"

肖恩是一个刚刚毕业的大学生，不但面貌英俊，而且热情开朗。他决定找一份与人交往的工作，以发挥自己的长处。很快，他就得到一个好机会—— 一家五星级宾馆正在招聘前台工作人员。

肖恩决定去试试。于是第二天清早就去了那家宾馆。主持面试的经理接待了他。看得出来，经理对肖恩俊朗的外表和富有感染力的热情相当满意。他拿定主意，只要肖恩符合这项工作的几个关键指标的要求，他就留下这个小伙子。

他让肖恩坐在自己对面，并且开门见山地说："我们宾馆经常接待外宾，所有前台人员必须会说四国语言，这一指标你能达到吗？"

"我大学学的是外语，精通法语、德语、日语和阿拉伯语。我的外语成绩是相当优秀的，有时我提出的问题，教授们都支支吾吾答不上来。"肖恩回答说。事实上，肖恩的外语成绩并不突出，他是为了获取经理的信赖，自己标榜自己。但显然，他低估了经理的智商。事实上，在肖恩提交自己的求职简历时，公司已经收集了有关的详细信息，其中包括肖恩的大学成绩单。

听了肖恩的回答，经理笑了一下，但显然不是赏识的笑容。接着他又问道："做一名合格的前台人员，需要多方面的知识和能力，你……"经理的话还没说完，肖恩就抢先说："我想我是不成问题的。我的接受能力和反应能力在我所认识的人中是最快的，做前台绝对会很出色的。"

听完他的回答，经理站了起来，并且严肃地对他说："对于你今天的表现，我感到很遗憾，因为你没能实事求是地说明自己的能力。你的外语成绩并不优秀，平均成绩只有70分，而且法语还连续两个学期不及格；你的反应能力也很平庸，几次班上的活动你都险些出丑。年轻人，在你想要夸夸其谈时，最好给自己一个警告。因为每夸夸其谈一次，诚实和谦逊都要被减去10分。"

在我们的生活中，像肖恩这样的人并不少见。很多人只知吹嘘自己曾经取得的辉煌，夸耀自己的能力学识，以为这样可以博得别人的好感和赞扬，赢得别人的信任，但事实上，他们越吹嘘自己，越会被人讨厌；越夸耀自己的能力，越受人怀疑。

谦逊基于力量，自负基于无能。夸耀自己和自我表扬并不会为我们赢得好的机会，只会断送我们的前程。因为一个喜欢标榜自己的人，往往会失去朋友——没有人喜欢和一个自我表扬的人在一起，失去别人的信任——别人不但对你的能力产生怀疑，更严重的是你的品德和灵魂也会遭人批评。无疑，一个没有好人缘、不可信的人是永远也不会与成功邂逅的。

俄国作家契诃夫曾说："人应该谦虚，不要让自己的名字像水塘上的气泡那样一闪就过去了。"如果你认为自己拥有广博的知识、高超的技能、卓越的智慧，但如果没有谦虚镶边的话，你就不可能取得灿烂夺目的成就。你要永远记住："伟人多谦逊，小人多骄傲。太阳穿一件朴素的光衣，白云却披了灿烂的裙裾。"

谦虚永远有益

达·芬奇曾经说过："浅薄的知识使人骄傲，丰富的知识则使人谦逊，所以空心的禾穗高傲地举头向天，而充实的禾穗则低头向着大地，向着它们的母亲。"谦逊不仅是一种美德，还是你无往不胜的要诀，因为谦和、温恭的态度常常会使别人难以拒绝你的要求，这也是巨大收获的开头，正如亚里士多德所说："对上级谦恭是本分，对平辈谦逊是和善，对下级谦逊是高贵，对所有的人谦逊是安全。"

谦逊就像跷跷板，你在这头，对方在那头。只要你谦逊地压低了自己这头，对方就高了起来，而这最终会为你打开成长之门。

有人问苏格拉底是不是生来就是超人，他回答说："我并不是什么超人，我和平常人一样。有一点不同的是，我知道自己无知。"这就是一种谦卑。无怪乎，古罗马政治家和哲学家西塞罗会说："没有什么能比谦虚和容忍，更适合一位伟人。"

一颗谦逊的心是自觉成长的开始，就是说，在我们承认自己并不知道一切之前，不会学到新东西。许多年轻人都有这种通病，他们只学到一点点，却自以为已经学到一切。他们的心关闭起来，再没有东西进得去，他们自以为是万事通，这就会成为我们所会犯的最严重的错误。

西方哲学家卡莱尔说："人生最大的缺点，就是茫然不知自己还有缺点。"因为人们只知道自我陶醉，一副自以为是、唯我独尊的态度，殊不知这种态度会遭到多数人的排斥，使自己处于不利地位。

老子曾用"水"来叙述处事的哲学："上善若水，水善利万物而不争。"意思是说，上善的人，就好比水一样，水总是利万物的，而且水最不善争。水总是往下流，处在众人最厌恶的地方，注入最卑微之处，站在卑下的地方去支持一切。它与天道一样恩泽万物，所以水没有固定的形状，在圆形的器皿中，它是圆形；放入方形的容器，则是方形。它可以是液体，也可以是气体、固体。这正是我们必须学习的"谦逊"。

《荀子》中记载了一段故事：

有一天，孔子参观鲁国的宗庙，留意到一种叫“欹器”的装水容器。便叫弟子倒水进去。水一倒满，欹器立刻翻覆。孔子看了，便感慨地说：“啊！是装满就会翻覆的东西。”

《菜根谭》中有句话说：“欹器以满覆。”简单地说，也是告诫人不可太自满，所谓“谦受益，满招损”就是这个道理。《易经》亦云：“人道恶盈而好谦。”你可以豪气万千，但绝不能傲气半分，纵然有超人的才识，也要虚怀若谷。

就整个人类发展史而言，虽说人类已经有几千年的文明史，而实质上我们仍处于创世纪的熹微中。一旦我们意识到我们身边所有的一切——无论是朝阳的灿烂辉煌，还是银河的博大深邃——一种敬畏与谦逊之感怎么不从心底升起？

事实上，谦逊是通往进步之门的钥匙。没有谦逊，我们就会太过自满，以致不敢去面对今后的挑战。没有谦逊，我们就不会睁大两眼满怀好奇地去探索新的领域。如果我们不能保持谦逊的态度，我们或许就不敢承认错误，找出解决问题的方法，重新开始。

谦逊意在表明上帝无限地超越我们曾经对他做出的任何评说，无限地超越人类的理解与悟性。只有我们认识到这一点并且愈加谦逊，我们才能搬开前进道路上由我们的“自我”设置的绊脚石。

只有保持谦逊，我们才可能有相互学习的机会，因为，谦逊使我们相互之间敞开心扉，并使我们能够从他人的角度看待事物；只有保持谦逊，我们才可能坦诚地与他人交换意见；只有保持谦逊，我们才可能避免犯下傲慢与褊狭的罪恶，并避免宗教争端。

扫码获取更多资源

第四节 化解邪恶，拥抱善良

心一味地追求外物为邪，人没有同情心为恶。人性中善恶兼备，恶的那一部分，常常被我们掩埋到心灵的最深处，并在潜滋暗长中滋生毒害我们心灵的汁液，以难以察觉的方式影响我们的心情和行为。化解邪恶意味着拥抱善良，善良是驱除邪恶的力量，它能赶走邪恶带给我们的苦痛，让我们的心重新找到阳光。

恶念须常止

生活中，常有一些家长告诫孩子：在外面受人欺负时，一定要懂得还击，使劲打，往狠里打，打坏了，流血了，有大人呢！只要在外面不受欺负就行。这样的训诫古往今来，屡见不鲜。然而，这样一来，邪恶心理就从小在孩子的心中蔓延了。

曾听过这样一个故事，小男孩云翔 6 岁时因意外患上了抽搐症，整个人处于半植物人状态，而云翔的爸爸是个残疾人，妈妈经受不了生活的变故已经改嫁，他 13 岁的哥哥在这样穷迫的情况下，呕心沥血地维持了一家，并不惜一切代价使其起死回生。苍天不负有心人，在云翔 19 岁的时候，终于完全治愈了抽搐症，而他康复后，为了满足私欲，先是抢占了哥哥的未婚妻，气死亲生父亲，最后发展到逼死亲生母亲、谋杀亲哥哥，一系列可谓丧尽天良、毫无人性的行为。

云翔的人格为常人所无法接受，甚至无法理解。这是一种犯罪型人格障碍，其基本特征是没有“良心”，做任何坏事一点儿也不觉得难过，对别人的痛苦漠不关心，且总是将自己的幸福建立在别人的痛苦之上。这种类型的人一般智力发展发育良好，只是私欲极重，不择手段地去攫取，富于攻击性和破坏性。

然而现实生活中，具有反社会性人格障碍倾向的人不在少数，他们为了自己私欲，有的营私舞弊、贪污诈骗，有的杀人放火、拐卖儿童，有的卖淫嫖娼、走私贩毒，给社会、家庭带来极大危害。

反社会性人格障碍者在儿童、少年期一般都有品行障碍，回到上例中如云翔小时候干了坏事，自己总是一推了之，而背黑锅挨打的总是哥哥，而其父却因其成绩好，聪明灵活，百般偏爱袒护，忽视了对他的品行教育，以至酿就了他后来极端自私的人格，做出令世人无法接受的邪恶之事。

很多时候人的恶念是被惯性所牵引的，时间长了，恶念便成了一种常事而被人忽视。

北极圈附近的人们的猎貂行为就充分说明了这一点。

对于生长在北极圈附近的人们来说，猎杀貂是一件很容易的事，不像猎杀北极熊之类的大动物风险那么大，而且身手笨拙的猎人可能会因此而搭上身家性命。虽然貂的肉很少，但貂皮却可以卖上一个好价钱。

然而，猎杀貂的过程却是十分残忍和冷酷的，在整个过程中让我们看到了人性的恶。

夜幕降临时，猎人穿上厚厚的棉衣出发，到貂类经常出没的地方躺下，假装快要冻死的样子。貂生性慈悲，看到有人卧在雪地里，它们会从暖暖的洞穴里跑出来，用自己的身体温暖那些假装冻死的人。于是，猎人就轻易地抓到了貂。

这种令人齿寒的捕貂方法被记者报道后，引起了美国动物保护协会的抗议，并且信奉上帝的西方人无法接受，他们认为这是人类最为丑陋最为险恶的行为。

很多人认为，应该对那些惨无人道的猎人加以制裁，希望通过政府的力量，对该国的经济进行制裁，以惩罚那些捕貂者。

但是，当地人并不认为这有悖于人道。他们认为，这只不过是貂的习性，而这种捕貂的方法更是流行了上千年，他们的祖祖辈辈一直是这样捕貂的。

但严厉的谴责还是让那些捕貂者，重新认识到了自己的行为，迫于舆论压力，当地开始制止这种“忘恩负义”的捕貂行为。

在经过十几年的禁猎后，这种捕貂行为被当地猎人所废弃，如果还有人采用这种捕貂方法，会被同行所不齿，并无法加入参加捕猎动物的猎人组织行动。

动物的善良让身为动物的灵长的我们相形见绌。邪念扭曲人的心灵，造成人类的心理贫穷。而心理贫穷的程度永远同邪恶成正比。所以，对于恶念，我们需要常常牵制。而在牵制恶念的时候，善念也便产生。

索耶放学的时候，他的父亲正在院子里干活，他气冲冲地回到家里，进门后便使劲地又咬牙又跺脚。看到索耶生气的样子，父亲就把他叫了过来。

索耶走到父亲身边，气呼呼地说：“爸爸，我现在非常生气。帕特以后甭想再得意了。”

父亲一面干活，一面静静地听索耶说：“帕特让我在朋友面前丢脸，我现在就希望他遇上几件倒霉的事情。”

索耶说完后父亲走到墙角，找到一袋木炭，对索耶说：“儿子，你把前面挂在绳子上的那件白衬衫当作帕特，你用木炭去砸白衬衫，每砸中一块，就象征着帕特遇到一件倒霉的事情。我们看看你把木炭砸完了以后，会是什么样子。”

索耶觉得这个游戏很好玩，他拿起木炭就往衬衫上砸去。

父亲问索耶：“你现在觉得怎么样？”

他说：“累死我了，但我很开心，因为我扔中了好几块木炭，白衬衫上有几个黑印子了。”

父亲看到儿子没有明白他的用意，于是便让索耶去照照镜子：索耶在一面大镜子里看到自己满身都是黑炭，从脸上只能看到牙齿是白的。

父亲说："你看，白衬衫并没有变得特别脏，而你自己却成了一个'黑人'。你想在别人身上发生很多倒霉事情，结果最倒霉的事却落到自己身上了。有时候，我们的坏念头虽然在别人身上兑现了一部分，别人倒霉了，但是它们也同样在我们身上留下了难以消除的污迹。"

的确，很多时候，当自己倒霉的时候，人们往往不是想办法使自己走出不幸，而是希望自己的朋友比自己更倒霉，就像现在的女孩子没有办法减去自己身上的重量，就希望上天能够让她的伙伴们都胖起来一样，邪念是不可取的，因为这于人于己没有任何好处，而且产生邪念的时候受害最深的往往是自己。

善心，散发恒久的芬芳

休谟说："人类生活的最幸福的心灵气质是品德善良。"一个心地善良，具有爱心和同情心的女孩，我们能嗅到她灵魂的芬芳。生活需要善良，社会需要善良，所以，我们要远离邪恶，拥抱善良。

两年前的除夕新年假期，杰佛瑞和安妮到一个小岛上，租了一间小屋。就在抵达后的第一天，安妮在小木屋外，刚坐下来想看一会儿书，忽然听到一声很微弱的"喵"，声音像是在哭泣。安妮往矮树丛里看过去，一眼就看见了它——一只骨瘦如柴的黑色小野猫，皮包骨之外连毛都不太多。看起来它已经有好几个星期没东西吃了，恐惧和饥饿让它整个身子抖个不停。安妮知道只要一喂它，接下来的10天它就会跟定了他们。可是一想到它已经饿成那个样子，安妮于心不忍，转身进屋找了一个熟鱼罐头，放在它看得见的地方。

这只猫哼哼唧唧地叫了大约有20分钟，始终不敢走过来靠近罐头。安妮可以想象它还在害怕——它已经习惯被附近的游客吼叫追赶，所以不相信安竟然不会伤害它。安妮坐在地上，用很温柔的声音跟它说话，向它保证只要给她机会，她一定好好照顾它。

终于，小猫开始小心翼翼地往那罐熟鱼走过去，用最快的速度狼吞虎咽一阵之后，又飞蹿回矮树丛里。可是安知道它一定还会回来。事实上它的确回来了——就在当天的晚饭时间。当然，安妮也准备好了。安妮去附近的杂货店买来了一堆猫食，这回它只考虑了5分钟，便培养出足够的安全感，走过来开始享受它的晚餐。

安妮照顾这个黑色瘦小的朋友约10天左右。白天里，大多数时候它陪着他们在太阳底下散步。有几天晚上下起雨来，安妮听到它叫她，于是打开前廊的门，让它有个干爽的地方休息。每天早晨醒来，安妮都会迫不及待想去看它那躲在树丛后面偷偷窥视他们的小脸蛋儿。杰佛瑞不断地提醒安妮：我们走了以后，下一个房客很可能又会把它赶走，可是安妮就是不愿意去想这件事情。

假期结束，注定分手的一天终于到来。小猫咪看着他们收拾行李，在安妮的脚边跟进跟出，仿佛在说："请不要走。"安妮写了一张纸条给下一个住进这间小木屋的人，求他们继续喂这只猫，安妮还把没吃完的猫食都留给他们。可是就在他们收拾妥当，拎起行李走到大门前，小猫咪直挺挺地蹲坐在安的前面，用那绿色的眼睛直直地看着安妮，安妮忍不住哭了。"我抛弃了它，"安妮深深地责备自己，"我知道我不可能带它回美国，可是我给了它我的爱，现在又残忍地丢弃它……要是一开始我不让它尝到慈悲的滋味，对它可能比较好。"

突然间，安妮的脑子里有一个声音轻轻地对她说："是你让它有生以来第一次尝到了慈悲的滋味，它一辈子都会记得这个经验。在有生之年，它都会记得：曾经有人爱过它，爱永远不会白费。"

安妮永远不会有机会知道她的小黑猫下落如何，她希望有人会继续照顾它。然而安妮可以肯定的是——因为它，她在那次假期中，经历了许多宝贵的爱的品位。她的爱和慈悲，尽管非常短暂，但确实改变了它的命运，而它的爱也影响了她。

任何时候，我们都千万别低估了一个小小的善行。善行所能带给别人

的作用，非同小可。

苏珊是个可爱的小女孩。可是，当她念一年级的时候，医生却发现她那小小的身体里面竟长了一个肿瘤，必须住院接受3个月的化学治疗。出院后，她显得更瘦小了，神情也不如往常那样活泼了。更可怕的是，原先她那一头美丽的金发，现在差不多都快掉光了。虽然她那蓬勃的生命力和渴望生活的信念足以与癌症——死神一争高低，她的聪明和好学也足以补上被落下的功课，然而，每天顶着一颗光秃秃的脑袋到学校去上课，对于她这样一个六七岁的小女孩来说，却无疑是非常残酷的事情。

老师非常理解小苏珊的痛苦。在苏珊返校上课前，她热情而郑重地在班上宣布："从下星期一开始，我们要学习认识各种各样的帽子。所有的同学都要戴着自己最喜欢的帽子到学校来，越新奇越好！"

星期一到了，离开学校3个月的苏珊第一次回到她所熟悉的教室，但是，她站在教室门口却迟迟没有进去，她担心，她犹豫，因为她戴了一顶帽子。

可是，使她感到意外的是，她的每一个同学都戴着帽子，和他们的五花八门的帽子比起来，她的那顶帽子显得那样普普通通，几乎没有引起任何人的注意。一下子，她觉得自己和别人没有什么两样了，没有什么东西可以妨碍她与伙伴们自如地见面了。她轻松地笑了，笑得那样甜，笑得那样美。

日子就这样一天天过去了。现在，苏珊常常忘了自己还戴着一顶帽子，而同学们呢？似乎也忘了。

每个人都应该在心中播种善良的种子，如此，日后方能绽放出绚烂的花朵。"善良即是历史中稀有的珍珠，善良的人便几乎优于伟大的人。"一个爱的字眼，有时能把人从痛苦的深渊中拯救出来，并且带给他们希望；一个微笑，有时能让人相信他还有活着的理由；一个关怀的举动，甚至可以救人一命。有不少人，他们曾经非常认真地考虑过结束自己的生命，而在电梯里有个陌生人跟他们打了个招呼，或接到一个朋友打来的电话说"我心里正念着你"之后，打消了自杀的念头。仅仅一个关爱的真实刹那，就足以改变一切。

一个性格内向的年轻人，在很短的时间内父母相继病逝，情场又十分失意，事业上也频遭挫折，不断受到小人排挤。他万念俱灰。一天，他来到一家商店，想买一把水果刀，准备杀掉所有与自己有隙的敌人之后自绝于世。

他要了好几把刀，反复试着刀锋，终于选定了一把。付过钱后，正待离开，售货员小姐忽然叫住了他，把刀要了回来。他冷冷地站在那里，困惑地看着她往刀锋上缠着纸巾，缠了一层又一层，缠好之后，她手握刀锋，将刀柄一方朝着他，把刀递到他的手里。

“你这是干什么？”他问。

“这样就不容易碰伤了人。”小姐笑道。

“其实你不用管那么多，只需要卖刀就行了。”

“这里卖出的刀是去削水果还是去沾鲜血，的确和我没有一点儿关系，”小姐依然笑道，“可是我希望所有的人都能生活得好一些。”

他拿起刀走出了商店，心里忽然十分温暖。原来这世界并不是他想象的那么无情，原来还可以有人不为任何利益地关心着他。虽然不多，但一点点也就足够珍贵了。

那天下午，他买了许多水果，细细地用那把刀享受着果汁的芬芳与甘甜。他边吃边流泪边想象着那个女孩的善意规劝。如果不是那个陌生女孩，他的命运恐怕就要改写，从此就会天壤之别。自此，这把刀成了他警戒自己的法宝。

原来一点点的善心善举，就有这么大的力量——足以改变一个人对世界的看法，改变一个人的命运，甚至是使人重获新生。

第五节 鼓起勇气，与羞怯说再见

古代说女子之美，有对“犹抱琵琶半遮面”的羞涩之态的赞叹，也有“女人含而不露、谓之羞也”的说法。现代也有形容女人未见开口先绯红满面的羞态。但是凡事有法度，如果见到什么人遇到什么事，总感到有一种无形的压力，甚至不敢对视对方的目光，面红耳赤，虚汗直冒，心里发慌，那就是一种病态的羞怯心理了。这种心理往往影响自己与他人的正常交流，甚至会成为自己发展的障碍。所以，我们一定要从此时开始，鼓起勇气与羞怯说再见。

脸颊为谁而红

步入社会后，在人前易脸红的毛病不堪其苦。明明知道并没有什么可怕的，也想改变自己，自如地与人交往，但就是做不到。有时同不太熟悉的人交谈，本来还好好的，突然心里“咯噔”一下，心跳加快，一股热血直往脸上冲，自己难堪不说，还叫别人莫名其妙，常常被别人笑话，致使与人交往时几乎成了惊弓之鸟，不敢与人交往。但又渴望与人交往，在你的身体里常常经历着两个不同自我的战争：一个害羞、懦弱、缺乏自信，一个则强迫自己去改变自己。所以感到生活真是太沉重、太累了，这是因为害羞过度，已经发展到了一种病态的羞怯心理。

潘亮是一名刚步入工作岗位的小伙子。尽管已经大学毕业参加了工作，但他对与其他人交往有一种恐惧感，见到人，脸就红。尤其是陌生人，如果与他们在一起时，他便会感到一种莫名其妙地紧张，脸红的能够滴出血来。当他与别人并肩而坐的时候，心中总是想要看看别人，这种欲望很强，但又因为恐惧而不敢转过脸去看。如因有事必须与他人接触时，不论对方是男是女，藩亮一走近对方，便感到心慌、神情紧张、面部发热，不敢抬头正视对方。如果与陌生人坐在一起，相距两米左右时，他就开始感到焦虑不安、手心出汗，神情也极不自然。由于这一原因，他很害怕与别人接触，进而害怕到出去做业务，这影响了他的工作成绩和正常的生活，潘亮的内心感到非常痛苦。

每个人在与自己不熟悉或比较重要的人交往时，都会出现一种紧张或激动感，并反射性地引起人体交感神经兴奋，去甲肾上腺素等儿茶酚胺类物质分泌增加，从而使人的心跳加快，毛细血管扩张，即表现为脸红。这本是人际交往中的一种正常反应，随时间推移会习以为常。但由于你缺乏自信，因而特别注意别人对你的评价，注意自己在别人面前的表现，以致对脸红特别在意。害怕别人会因此议论你，想自己不脸红，但又无法消除，见人脸红便成了你的心病。与人交往前你便担心自己会脸红，交往时更是认真体验自己有无脸红，时间一长，就在大脑的相应区域形成了兴奋点，只要你一进入与人交往的环境，就会出现脸上发热感和内心的焦虑不安，加上别人对此的议论或讥笑，更使你紧张不安，惧怕见人，从而形成一种羞怯的心理。

羞怯心理会阻碍你人生的发展，束缚你前进的脚步。所以，一定要从内心克服羞怯，勇敢地面对生活中的任何人和事。

羞怯为精神作茧

羞怯是一种难以描绘的情感屏障。是人人都能触及的精神茧壳。而人往往又在这种心理的网罗下，作茧自缚，所以，要破茧成蝶，就要打开束缚，勇敢地面对生活。

“真的，我本应该非常快乐，”一位女孩曾经对心理医生这样说道，“但是，我却并不快乐。一种可怕的害羞使我每次发现他人看着我的时候都会羞红了脸。我该怎样做呢？”

马克·吐温说，人类是唯一会羞怯的动物，人类有时也需要羞怯一点。可是，人们却不应该在正常行事的过程中羞怯，但同时也不应该在一个连动物都会害羞的场合下无动于衷。

同样，羞怯是一种痛苦。它是一个令人麻烦的东西，使我们变得懦弱、不安、不快。我们会感觉自己很愚蠢，像一只被观赏玩弄的动物一样。但是，害羞是可以克服的。当然，这不是一蹴而就的事情，否则我们就会发展到一个极端，这是更可怕的，尤其是对别人来说。

萧伯纳在年轻的时候非常害羞，有一次，他到一条街去付账，他甚至会在街上来回走，没有勇气去敲门。

今天，人们可以对萧伯纳做出很多种评价，但是没有人会说他害羞。他之所以喜欢做惊人之举，从心理学的角度讲，是为了弥补自己的害羞。

在美国有 40% 的成年人有羞怯表情，在日本 60% 的人为自己害羞，在我们国则几乎所有的人都有羞怯的时候，连宋代大诗人苏轼也曾有过“归来羞涩对妻子”的尴尬场面。心理学家认为，羞怯心理并不都是消极的，适度的羞怯心理是维护人们自尊自重的重要条件。有人调查表明，羞怯的人能体谅人，比较可靠，容易成为知心朋友，他们对爱情比较忠诚，保持自己贞操。女性适度的羞怯，可以使之更显得温柔和富有魅力。一个害羞的女大学生对潇洒的男子来说其吸引力可超过一个漂亮的交际花。当然，这里讲的是“适度”，如过于羞怯，那就有了心理障碍。

我们如何才能控制自己害羞的情绪呢？答案就是：不要再考虑自己，下定决心，勇敢地着手做自己不敢做的事情。

下定决心去做自己不敢于做的事情。当然，这样做最初是很困难的，但是，如果我们能够勇敢地面对我们感到害羞的事情，我们可以控制它。摆脱自我时约束即便不是最重要的艺术，也是人生的首要艺术。

八种技巧让你远离羞怯

现代社会，交际能力愈来愈显得重要，但相当一部分人有不同程度的羞怯心理，从而给交际带来了障碍。

成年人的害羞比例比青少年要小。但这并不是说随着年龄的增长，羞怯感会自动消失。必须采取一些克服它的办法才行。

先天羞怯的人通常需要进行某种松弛训练如做深呼吸运动等。他们需要学会如何使自己镇静下来。无论是先天羞怯还是后天羞怯，都需要接受一些社交训练，如练习同陌生人交谈。害羞者可以从非常具体的目标做起：“某天我将向一个陌生人作自我介绍。”然后，就事先背诵或练习谈话内容，想好话题。

后天羞怯的人需要更实际地估价自己。如果他们注意一下其他人，就会发现自己并不是想象的那样糟。

从心理学的角度看，羞怯起因于许多事情，但克服羞怯的方法却只有一个，这就是将羞怯表现在行为中。

1. 做一些克服羞怯的运动。例如：将两脚平稳地站立，然后轻轻地把脚跟提起，坚持几秒钟后放下，每次反复做 30 下，每天这样做二三次，可以消除心神不定的感觉。

2. 害羞使人呼吸急促。因此，要强迫自己做数次深长而有节奏的呼吸，这可以使一个人的紧张心情得以缓解，为建立自信心打下基础。

3. 改变你的身体语言。最简单地改变方法就是 SOFTEN——柔和身体语言，它往往能收到立竿见影的效果。所谓“SOFTEN”，S 代表微笑，O 代表开放的姿势，即腿和手臂不要紧抱，F 表示身体稍向前倾，T 表示身体友好地与别人接触，如握手等，E 表示眼睛和别人正面对视，N 表示点头，显示你在倾听并理解它。

4. 主动把你的不安告诉别人。诉说是一种释放，能让当事人心理上舒服一些，如果同时能获得他人的劝慰和帮助，当事人的信心和勇气也会随之大增。

5. 循序渐进，一步步改变。专家告诉我们，克服害羞是一项工程，也是一场我们一定能够打赢的战斗，每一个胜利都是真实可见的，只要我们去做。

6. 学会调侃。首先得培养乐观、开朗、合群的性格，注重语言技术训练和口头表达能力，还要去关注社会、洞察人生，做生活的有心人。

“调侃”，对于害羞的人而言，是一味效果很不错的药剂。服了它，你的一句话，可能就会让生活充满情趣，让你自己也充满自信。

7. 讲究谈话的技巧。在连续讲话中不要担忧中间会有停顿，因为停顿一会儿是谈话中的正常现象。在谈话中，当你感觉脸红时，不要试图用某种动作掩饰它，这样反而会使你的脸更红，进一步增加你的羞怯心理。想到羞怯并不等于失败，这只是由于精神紧张，并非是不能应付社交活动。

8. 学会克制自己的忧虑情绪。凡事尽可能往好的方面想，多看积极的一面。平时注意培养自己的良好情绪和情感，相信大多数人是以信任和诚恳的态度来对待自己的，不要把自己置于不信任和不真诚的假定环境中，那样，对别人就总怀有某种戒备心理，自己偶有闪失，或者并无闪失，也生怕别人看破似的，这样自己就会惶惶然，更加重羞怯心理。人们可以通过意志的力量来改变自己性格上的许多东西，克服诸如优柔寡断、神经过敏、胆怯等不良心理。一些知名演员、演说家、教师，在青年时代曾是胆怯害羞的人，但是后来他们却能在大庭广众之下口若悬河，就是他们意识到非克服害羞心理不可所取得的成效，而非佼佼者的得天独厚。事先做好准备，答题时就会应对自如；熟记演讲内容，演讲时便会口若悬河；发言开口时声音洪亮，结束时也会掷地有声。除了这些“策略”与“技巧”之外，更重要的，是要培养自己各方面的能力。因为有能力才会有自信，才能克服自卑、羞怯的心理。

第六节 纠正偏执，勿使人生败走麦城

偏执是不可小觑的缺陷。具有偏执性格的人，往往是高度的敏感，对别人小小的伤害和嘲讽常耿耿于怀，而且思想行为极其固执孤僻，对别人的成功常抱怀疑和猜忌的态度，总之，偏执是一种可怕的病态心理。所以我们一定要结束固执的心理，改变能改变的一切，容纳不能改变的一切，摆正心态、从容生活。

偏执诞生“狂妄”

一个人有主见，有头脑，不随声附和，不人云亦云，我们说这是值得称道的好品质。但是固执己见，自以为是就不被人认可了，而且长期的偏执，还可以产生刚愎自用的性格。

项羽英勇善战，堪称英雄，但他为人刚愎自用，一意孤行，以至于鸿门宴上失掉机会，关键时刻失掉谋臣，最终一败涂地。

汉三年（前 204 年）初，楚、汉两军在荥阳、成皋一带相持。项羽兵围荥阳，截断汉军粮道，刘邦的形势非常危急。

汉军缺粮，时间一久，就难以固守，于是派出使臣向项羽议和，提出荥阳、成皋一线以东归楚，以西归汉，以鸿沟为界，两国就此罢兵，分而治之。项羽听了使者的话，就想议和。范增进言道：“刘邦即将兵败，今日不杀，日后必悔。当初在鸿门宴上，你已经失了一次机会，此时再不灭掉刘邦，将来就必定要被刘邦所灭。”项羽听了他这番话，觉得十分有道理，于是拒和，发兵猛攻荥阳。

刘邦见议和不成，在荥阳城内整日忧心忡忡。一次他对陈平说：“天下纷纷，究竟何时得了？”陈平说道：“大王所虑无非是那项王，我料项王良将并不多。项羽生性多疑，刚愎自用，不能明察人事，大王若肯捐弃巨金，贿通楚人，流言反间，使项羽君臣相疑，然后乘机进入，破楚就容易了。”

刘邦听后，连说：“金银何足惜，只要能破楚兴汉，财物尽管用。”便命左右取出黄金四万两，交与陈平，叫他按计行事。

陈平受金退出，回到住所，立即唤来几名心腹小校，叫他们扮成楚军模样，怀金出城，混入楚营，贿赂楚王左右，散布谣言。数日后，楚营中流言四起，说钟离昧自恃功多，得不到分封，将要联汉攻楚。这事正是项羽所担心的，如今出了这样的传言，项羽不得不相信，所以处处提防钟离昧。

为了弄清真相，项羽决定以议和为名，遣使入汉，顺便探察城内虚实。陈平听说楚使要来，正中下怀，便和刘邦布好圈套，专等楚使上钩。

楚使进入荥阳城，便往汉王府拜见刘邦。刘邦假装酒醉，敷衍数语后，便命陈平将楚使带出。

陈平将楚使带入宾馆，留他午宴，两人静坐片刻，一班仆役已将美酒佳肴摆好。陈平装作自己只是替刘邦招待客人，并不认识来使，于是问道：“范亚父可好！是否带有亚父手书？”楚使一愣，突然明白了是怎么回事，正色道：“我是受楚王之命，前来议和的，并非由亚父所派遣。”

陈平听了，故作惊慌的样子，立即掩饰说：“刚才说的是戏言，原来是项王使臣！”说完，起身走出。楚使正想用餐，不料一班仆役进来，将满桌的美食全部抬出，换上了一桌粗食淡饭。楚使见了，不由得怒气上冲，当即拍案而起，不辞而别，饿着肚皮返回了楚营。

一到楚营，楚使立即去见楚王，将自己的所见所闻添油加醋地告诉了项羽，并特别提醒项羽，范增私通刘邦，要时刻注意提防。

项羽听后，勃然大怒道：“前日我已听到传闻，今日看来，这老匹夫果然私通刘邦。”当即就派人将范增拿来问罪，还是左右替范增排解，项羽这才暂时忍住，但对范增已不再信任。

范增对项羽一直忠心耿耿，他见项羽为议和又放松攻城，便找到项羽，劝他加紧攻城。项羽不禁怒道：“你叫我迅速攻破荥阳，恐怕荥阳未下，我的头颅就要掉了！”范增见项羽无端发怒，一时摸不着头脑，但他知道项羽性格多疑而刚愎自用，肯定是听到了什么流言，对自己也产生了戒心。想起近年自己对项羽忠心不二，一心助楚灭汉，但项羽不听忠言，反而怀疑自己，范增十分伤心。他再也耐不住了，便向项羽辞别，项羽也未挽留，任他自去，自此项羽失掉了最重要的谋臣。

项羽的刚愎自用与偏执的心理会让他失去了最重要的谋臣，同时也为我们敲响了警钟，人生容不得狂妄，而来自于偏执的狂妄更是让人死守一隅，把自己的偏见当成至理名言的处世大忌，如果不纠正这种“项羽遗风”，就很可能误入人生的狂妄偏执的峭壁，让自己进退维谷，痛苦不堪。

不要死钻牛角尖

从小我们就懂得“滴水穿石”、“绳锯木断”的道理，它们无一不在说明坚持不懈带来的成功，那些“半途而废”的行为让人为人惋惜，然而生活中就有些事情需要“半途而废”的精神，它带给我们的就是变通，不钻牛角尖，不一条路走到黑，不一个眼打井，就是不让我们固守一成不变的东西，这也是人生应该掌握的改变固执的智慧。

从前，村庄里有一位对上帝非常虔诚的牧师，40 年来，他照管着教区所布的人，施行洗礼，举办葬礼、婚礼，抚慰病人和孤寡老人，是一个典范的圣人。有一天下起雨来，倾盆大雨连续不停地下了 20 天，水位高涨，迫使老牧师爬上了教堂的屋顶。正当他在那里浑身颤抖时，突然有个人划船过来，对他说道：“神父，快上来，我把你带到高地。”

牧师看了看他，回答道：“我一直按照上帝的旨意做事，我真诚地相信上帝，因为我是上帝的仆人，因此你可以驾船离开，我将停留在这里，上帝会救我的。”

那人划着船离去了。两天之后，水位涨得更高，老牧师紧紧地抱着教堂的塔顶，水在他的周围打着旋转。这时，一架直升机来了，飞行员对他喊道：“神父，快点，我放下吊架，你把吊带在身上安好，我们将把你带到安全地带。”对此老牧师回答道：“不，不。”他又一次讲述了他一生的工作和他对上帝的信仰。这样，直升机也离去了，几个小时之后，老牧师被水冲走，淹死了。

因为是一个好人，他直接升入天堂。他对自己最后的遭遇颇为生气，来到天堂时，情绪很不好。他气冲冲地在天堂中走着，突然间碰到了上帝，上帝说道：“麦克唐纳神父欢迎你！”老神父凝视着上帝，说：“40 年来，我遵照你的旨意做事，而当我最需要你的时候，你却让我被淹死了。”

上帝微笑着说：“哦！神父，请原谅，我确信我给你派去了一条船和一架直升机，是你的偏执害了你。”

的确，偏执者坚持己见，缺乏变通的智慧，因而常常正邪不分，忠奸不辨。没有见识，就不能观其人，听其言，察其行，因此就不能知彼知己，不能客观、公正地判断一切人或事，这样势必后患无穷。

有一个大学生，爱上了他的一个女教师。这个女教师虽说还只有 30 来岁，可结婚已经两年了。所以，这个学生对她的爱，应该说，无论如何是没有指望的。

可是，这个学生却十分执着于自己的这种所谓爱情，不顾一切地追求这位女教师，又写情书、又送鲜花，还跑到她家里去，弄得她十分恼怒。后来女老师的丈夫知道了，狠狠教训了他一通。可是，他还是不知回头，依然写情书、送鲜花，痴情不断，执着得像个不怕牺牲的斗士，一直闹到神经错乱，被送进精神病院为止。

这个大学生的这种执着，就是一种死钻牛角尖的偏执。

偏执心理是一种病症，患上这种病的人，往往走极端，死不回头，还自以为是，分明是自己做错了，却总觉得是别人不对；当自己不能和别人取得一致意见时，从来不反思自己的对错，而总是去探究别人做错了什么。

所以，生活中一定要学会变通，不要一味地坚持自己认为正确的道路，有时换一种方向，天地会更开阔。

克服偏执，心随境迁

生活中，不可能事事顺心如意，也不可能一切永不改变，固有的规律和经验，不一定适用于变化的世界。所以不要完全相信自己的经历，要克服刻板的态度，灵活地面对人生。只有这样才会不死抱原有的看法不变。诚然，摒弃偏执似乎不能做到，但克服偏执，做起来就不那么难，心随时随地接受别人的意见和外界已成的状况，我们就能避免更多的挫折和失败，更接近成功的终点。

汉朝陈平，先是为魏王做事，因为犯了错，所以一直得不到重用，他离开了魏王投奔了项羽，结果项羽又不赏识他，他又通过魏无知介绍来到了刘邦身边，刘邦任命他为都尉参乘典护军。周勃等人很不服气地问刘邦："陈平虽然外表长得好看，但未必有什么真才实学。听说他在家时与他嫂子私通，跑到魏国，魏王不信任他，又跑到楚王那里，楚王还是不用他，现在他又来归附您，您这么器重他，任命他很高的官职，来监督各部将领。我们听说陈平收受将领们送的金钱，谁送的多，他就对谁好；谁送的少，就给予极差的待遇。可见陈平是个反复无常的小人，还望大王明察。"刘邦于是也开始怀疑陈平了，他找来引荐陈平的魏无知，批评他举荐不力，魏无知说："我推荐陈平，是因为他有才能，可以辅助你成就大业。而您今天问的是他的品行，如果今天有道德非常高尚的人，可是他们没有决定您命运胜负的能力，您会去用他们吗？现在楚汉相争，我举荐有奇谋异计的人，只是考虑他们的谋略是否对国家有利，而不去考虑他是否与嫂子私通、是否收取了贿赂。"汉王觉得魏无知的话有道理，于是又把陈平找来责问他说：“你侍奉魏王没侍奉好，投奔项王又不长久，现在又来到我这里，守信义的人难道总是这样三心二意吗？”陈平回答说：“我侍奉魏王，可是魏王不采纳我的主张，所以我又转投项王。项王不重视、不相信人才，他只看重项姓本家人或他妻子的兄弟。我听说汉王能够量才用人，所以就来归附大王了。我空手而来，不接受金钱，就无法应付日常生活。如果我的计策中确实有大王值得采纳的，您就采纳它们。如果我的计策毫无价值，那么钱都还在这里，我会原封不动地送到官府，请求自动辞去官职的。”汉王于是重重地赏赐了陈平，并升迁他为护军中尉，全军将领都受他监护，众将们再也不敢说三道四了。

陈平后来果然献出了很多妙计，这些计谋都成功地帮助刘邦打下了天下，平定了内乱。后来，陈平被刘邦任命为右丞相。

有些人常常为了无法改变的事实沮丧，其实与其为了固有的事情悲哀，还不如接受它适应它。

这里有一个美国旅行者在苏格兰北部过节的故事。这个人问一位坐在墙边的老人：“明天天气怎么样？”老人看也没看天空就回答说：“是我喜欢的天气。”旅行者又问：“会出太阳吗？”“我不知道。”他回答道。“那么，会下雨吗？”“我不想知道。”这时旅行者已经完全被搞糊涂了。“好吧，”他说，“如果是你喜欢的那种天气的话，那会是什么天气呢？”老人看着美国人，说：“很久以前我就知道我没法控制天气了，所以不管天气怎样，我都会喜欢。”

大千世界，茫茫人海，冲突和不顺在所难免，戒除偏执，适应和克制不可改变的事实是成功者的箴言。

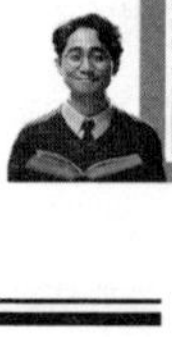

扫码获取更多资源

第三章

掌握情绪的转换器

随着社会的节奏明显加快、竞争日益激烈，很多人在盲目地追求灯红酒绿的生活时，却不经意地陷入了坏情绪的沼泽地，承受了坏情绪长期的折磨，以至于痛苦不堪。我们要清扫坏情绪的垃圾，减轻自己精神的负担，这样才能从疲惫不堪中拯救自己，拥有健康和轻松的情绪，开心过好每一天。

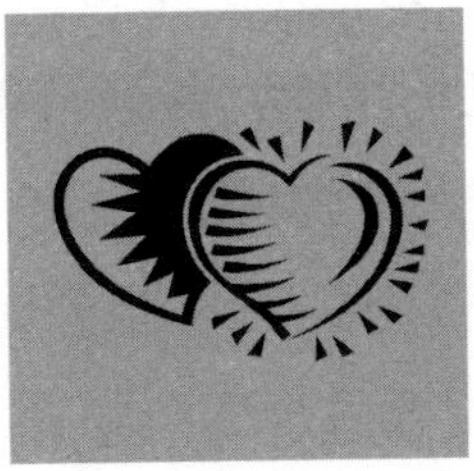

第一节 平和让你浇灭心中的愤怒

生活中，我们常会因为一些事情陷入愤怒之中，愤怒是人没有加以控制的冲动，具有很大的破坏力，同时对人的健康也有很强的杀伤力。人愤怒时，会失去正确的判断力，理解力也会降低，会容易做出一些无法挽回的错事。所以，赶快收敛你的愤怒，化戾气为祥和，这样，你才能让愤怒的火山在即将喷涌的那一刻熄灭，转化为一种平和的力量、在生命里盛开宁静的百合花。

“气”是杀人不见血的刀

世间万事，危害健康最甚者，莫过于生气。

诸如:咆哮如雷的“怒气”，暗自忧伤的“闷气”，牢骚满腹的“怨气”，有口难辩的“冤枉气”等。“气”乃一生之主宰，与人体健康关系甚密。若“心不爽，气不顺”，必将破坏机体平衡，导致各部分器官功能紊乱，从而诱发各种疾病和灾难。所以《内经》就明确指出：“百病生于气矣。”

美国生理学家爱尔马为了研究心理状态对人体健康的影响，设计了一个很简单的实验：把一支玻璃试管插在装有冰水混合物的容器里，然后收集人们在不同情绪状态下的“气水”。研究发现：当一个人心平气和时，他呼吸时水是澄清透明无杂的；悲痛时水中有白色沉淀；悔恨时有蛋白质沉淀；生气时有紫色沉淀。爱尔马把人在生气时呼出的“生气水”注射到大白鼠身上，12 分钟后，大白鼠竟死了。由此爱尔马分析认为："人生气时的生理反应十分强烈，分泌物比任何情绪时都复杂，都更具有毒性。因此动辄生气的人很难健康，更难长寿。"

震惊于实验结果的同时，我们更要清楚，我们每一个人，面对生活中的各种困惑、烦忧，都应该学会宽容、学会理解、学会忍让、避免生气，牢记"气大伤身"，用宁静的博爱的心态，对待世事是非，烦恼自会远离。哲人说：生气，就是拿别人的错来惩罚自己。

不错，何必为别人背沉重的包袱，何必为别人犯下的错误承担责任，其实，人只要肯换个想法，调整一下态度，或者移转一下视角，就能让自己有新的心境。只要我们肯稍作改变，就能抛开坏心情，迎接新的处境。

我们需要记住："'生气'，是一种毒药!"我们不能让自己的情绪只停留在问题的表面，我们必须学习"转念"、"少点怨，多点包容"、"多洒香水、少吐苦水"，让负面的思绪远离，而用乐观的正面思绪来迎接人生。

控制自己的愤怒的确是件非常不容易的事情，因为我们每个人的心中永远存在着理智与感情的斗争。如同所有的习惯一样，控制冲动也是一种必须经过训练才能得到的能力。要具备这种能力，有两个基本方法：第一，你必须不断地分析你的行动可能带来的长期后果；第二，你必须不屈不挠地按照符合你的最大利益的决定而行动。

在古老的西藏，有一名叫爱地巴的人，每次生气和人起争执的时候，就以很快的速度跑回家去，绕着自己的房子和土地跑三圈，然后坐在田地边喘气。

爱地巴工作非常勤劳努力，他的房子越来越大，土地也越来越广，但不管房、地有多大，只要与人争论生气，他还是会绕着房子和土地绕三圈。

爱地巴为何每次生气都绕着房子和土地绕三圈？

所有认识他的人，心里都起疑惑，但是不管怎么问他，爱地巴都不愿意说明。

直到有一天，爱地巴很老了，他的房、地也已经太广大，他生气，拄着拐杖艰难地绕着土地和房子，等他好不容易走完三圈，太阳都下山了，爱地巴独自坐在田边喘气。

他的孙子在身边恳求他：“阿公，您已经年纪大，这附近地区的人也没有谁的土地比你更大，您不能再像从前，一生气就绕着土地跑啊！您可不可以告诉我这个秘密，为什么您一生气就要绕着土地跑三圈？”

爱地巴禁不起孙子恳求，终于说出隐藏在心中多年的秘密。

他说：“年轻时，我一和人吵架，争论、生气，就绕着房地跑三圈，边跑边想，我的房子这么小，土地这么小，我哪有时间，哪有资格去跟人家生气，一想到这里，气就消了，于是就把所有时间用来努力工作。”孙子问道：“阿公，你年纪老，又变成最富有的人，为什么还要绕着房地跑？”

爱地巴笑着说：“我现在还是会生气，生气时绕着房地走三圈，边走边想，我的房子这么大，土地这么多，我又何必跟人计较？一想到这，气就消了。”

我们要学习爱地巴那种自我调整的方法，用平易温和的方式，使自己波动的情绪得到抚慰。因为我们都需要安抚，在我们闹情绪的时候，安抚自己的内心远比找其他的人发泄来得高明。

愤怒使你落入别人挖设的陷阱

人的情绪中有两大暴君，其中之一就是愤怒。它们与单枪匹马的理性抗衡，然而人的激情远胜于人的理性。不去生气的人是聪明的，一个人必须学会自我调控，否则就会落入别人挖设的陷阱。

1809 年 1 月，拿破仑从西班牙战事中抽出身来匆忙赶回巴黎。他的间谍告诉他外交大臣塔里兰密谋造反。一抵达巴黎，他就立刻召集所有大臣开会。他便坐立不安，含沙射影地点明塔里兰的密谋，但塔里兰却没有丝毫反应，这时候，拿破仑无法控制自己的情绪，忽然逼近塔里兰说：“有些大臣希望我死掉！”但塔里兰依然不动声色，只是满脸疑惑地看着他，拿破仑终于忍无可忍了。

他对着塔里兰粗鲁喊道:“我赏赐你无数的财富,给你最高的荣誉,而你竟然如此伤害我,你这个忘恩负义的东西,你什么都不是,只不过是穿着丝袜的一只狗。”说完他转身离去了。其他大臣面面相觑,他们从来没有见过拿破仑如此失态。

塔里兰依然一副泰然自若的样子,他慢慢地站起来,转过身对其他大臣说:“真遗憾,各位绅士,如此伟大的人物竟然这样没礼貌。”

皇帝的失态和塔里兰的镇静自若像瘟疫一样在人们中间传播开来,拿破仑的威望降低了。

伟大的皇帝在压力下失去冷静,人们开始感觉到他已经走下坡路了,如同塔里兰事后预言:“这是结束的开端。”

塔里兰激起了拿破仑的怒气,让他的情绪失控,这正是他的目的。人人都知道拿破仑是一个容易发怒的人,他已经失去了作为一个领导的权威,这种负面效果影响了人民对他的支持。面对大臣企图发动阴谋这样的事,焦躁和不安只能起到相反的作用,这说明他已经失去了主宰大局的绝对权力。

其实,在这种情况下,拿破仑如果采用不同的做法,那结果便会大相径庭。他首先应该思考:他们为什么会反对自己?他也可以私下探听,从手下的兵身上了解自己的缺陷,更可以试着争取他们回心转意支持他,或者甚至干脆除掉他们,将他们下狱或处死,杀一儆百。所有这些策略中,最不应该的就是激烈地攻击和孩子气地愤怒。

愤怒起不到威吓效果,也不会鼓励忠诚,只会引发疑虑和不安,权力也因此摇摇欲坠,暴露出自己的弱点,这种狂风暴雨式的爆发,往往是崩溃的先声。

一个人的弱点总是在发脾气的过程中暴露出来的,它往往成为崩溃的前兆。谋略和战斗力也会在愤怒的情绪中消散,所以永远保持客观与冷静的态度至关重要。

拿破仑的教训告诉我们息怒的精髓在于:不要给对手准备的时间,先机是最重要的。谁抢得了先机，谁将最终取胜。应用这一策略采取的手段就是控制对手的情绪——虚荣、自尊、爱与恨成为影响他的因素。在愤怒的情况下，人很难控制自己的情绪。你制造的漩涡最终会将他淹没。

愤怒容易让人失去理智，他们把一点小事看得像天一样的大，过于认真让他们夸张了自身受到的伤害。他们以为愤怒可以让自己在别人眼中更具有权力，其实不是这样的。他不仅不会被认为拥有权力，反而会被认为缺乏理智，难成大气候。怒气会让你失去别人对你的敬意，他们会认为你缺乏自制力而更加轻视你。

抑制自己的愤怒并不能从根本上解决问题。你的能量会在这个过程中消耗殆尽，你的心理也会严重受挫。要想解决这一问题，最好的办法就是时刻保持冷静和宽容。面对别人的愤怒不要多想，可能他的愤怒并不是针对你，让自己的心情轻松一些。

公元前 3 世纪，在三国时期一场重要的战役期间，曹操的谋士发现有几位将领通敌，于是建议把他们处决。但曹操什么也没做，他知道，在战争的关键时刻处决这些将领只能扰乱军心，对自己不利。与拿破仑相比，曹操更懂得保持镇静的重要性。

对待那些容易激动的人最有效的态度就是不理不问。面对别人的情绪圈套，你应该保持头脑冷静，才能够在权力的争夺过程中取得主动权。控制别人的方法关键在于如何把握。

如果愤怒的情绪已经产生，要做的不是控制和压抑，而是转变一个角度去思考，想想发怒的严重后果，这样你就能让自己冷静和宽容了。

不为小事愤怒

愤怒让人失去理智。做任何事情我们都需要思路的高度清晰，但总有一些不顺利的事情甚至让人无法接受的事情发生，这时候，愤怒会不期而至，而愤怒恰恰是冷静思考的天敌。

事实上，多数让我们产生急躁情绪进而发怒的事情只是一些不足挂齿的小事。

古时有一个妇人，特别喜欢为一些琐碎的小事生气。她也知道这样不好，便去求一位高僧为自己谈禅说道，开阔心胸。

高僧听了她的讲述，一言不发地把她领到一座禅房中，落锁而去。

妇人气得跺脚大骂。骂了许久，高僧也不理会。妇人又开始哀求，高僧仍置若罔闻。妇人终于沉默了。高僧来到门外，问她："你还生气吗？"

妇人说："我只为我自己生气，我怎么会到这地方来受这份罪。"

"连自己都不原谅的人怎么能心如止水？"高僧拂袖而去。过了一会儿，高僧又问她："还生气吗？"

"不生气了。"妇人说。

"为什么？"

"气也没有办法呀。"

"你的气并未消逝，还压在心里，爆发后将会更加剧烈。"高僧又离开了。

高僧第三次来到门前，妇人告诉他："我不生气了，因为不值得气。"

"还知道值不值得，可见心中还有衡量，还是有气根。"高僧笑道。

当高僧的身影迎着夕阳立在门外时，妇人问高僧："大师，什么是气？"

高僧将手中的茶水倾洒于地。妇人视之良久，顿悟，叩谢而去。

何苦要气？气便是别人吐出而你却接到口里的那种东西，你吞下便会反胃，你不看它时，它便会消散了。

气是用别人的过错来惩罚自己的蠢行。

夕阳如金，皎月如银，人生的幸福和快乐尚且享受不尽，哪里还有时间去气呢？

让我们以平和的心境来对待生活中繁杂的事情吧！小心别伤害了自己，只有健康才是生活的本钱。有了无法避免的怒气，学着适度地释放它，不要自我封闭，要学会适度宣泄，宣泄是一种排解负面情绪的有效方法。找朋友倾诉或是干脆痛快地哭一场。男人也可以哭，流泪不丢人。我们应宽解自己，少发脾气。快乐地过好每一天。

人常说：“生气是拿别人的错误来惩罚自己。”在怒火中放纵，无异于燃烧自己有限的生命。人生苦短，值得我们用心去品尝的东西实在太多，耗费时间和精力去生气，可以算是真正的愚行。其实，人生多一点豁达，多一点宽容，多一点感悟，多一点理性，愤怒的情绪便会像高僧手中的那杯水，倒地化为虚无。

怒气这样消解

“风平而后浪静，浪静而后水清，水清而后游鱼可数”，这就是怒气消解的至高境界。

制怒的智慧，首先来自于冷静。冷静提供了思考的空间，头脑一发热，思考的空间就少了，也就容易失去理智，意气用事，无端动怒，结果将人际关系带往不可追悔的地步。

在怒火中烧时，“逆向性思维”有助于我们冷静下来。一定要劝自己回头想想自己为什么与人发生冲突，是不是自己太冲动？这样，头脑就会较为冷静，较为理智，看问题就会比较乐观，从而避免做出过激的举动和后悔莫及的蠢事。

有个幽默故事，讲的是英国约翰·哈尔丹教授。哈尔丹与友人进行一场讨论，最后出现了可预见的转折。朋友叹口气说：“再讨论下去也没有用。我知道你接着要说什么，你接着要干的事我也知道。”这位著名的科学家一听，一屁股坐到地板上，向后翻了两个跟头，才又坐回到椅子上。“对啊，”他微笑着说，“那就证明了你并非总是对的！”

你下次面对一个怒气冲冲且情势变得越来越严重的局面时，不妨试用一下“温和的回答”这个方法。控制住你的情绪，然后再心平气和地寻找解决问题的办法。这样做，你就能将你拥有的最重要的资源控制在你手里，而这资源便是你的心灵。通过练习，你就会发现，对于粗暴的言语温和地做出反应，其实是最好的防卫手段。

小兰和丁梅是一对形影不离的好朋友。她们几乎每天都会煲上半个小时的电话粥，一有时间就一起去逛街、看电影、溜冰、跳舞，可是这一切自从小兰交了男朋友以后似乎就变了。其实丁梅也理解小兰的生活变化，即使小兰有时答应和她一起出去却中途变卦，丁梅也并不以为然，毕竟自己已经不是她的生活重心了。可是，小兰一再不顾丁梅的感受，三番五次毫无诚意地许诺给丁梅各种各样的约会，最后却没有一次守约，事后还怪罪丁梅，说她不给她一点私人空间。丁梅当时非常愤怒，因为那些承诺并不是丁梅自己要求的，而是小兰主动提出的，那很可能是她在和男友吵架之后的一种宣泄，而一旦男友道歉，小兰又撇下丁梅，欢欢喜喜地去和男友约会。丁梅觉自己被她利用了。她很想发火。但冷静下来之后，她又觉得和小兰的友谊异常珍贵，发火只能导致裂痕。最后丁梅开诚布公地和小兰做了交谈，小兰向她道了歉，她们又和好如初了。

第二节 放松，消融你的紧张

在某些事情上，紧张的情绪是有益的，这会使我们高度关注。但过于紧张就不好了,这会使简单的变成复杂,复杂的变得更加复杂。

简·奥普利特如是说，的确，紧张伴随着新世纪成为一种流行的文明病。紧张过度，不仅会导致严重的精神疾病，还会使美好的人生走向阴暗。只有舒缓紧张情绪，放松自己的心灵之弦，才能在人生的道路上踏歌前进。

紧张情绪面面观

由于科学发展，交通工具日益发达，人们的生活水平也愈来愈高，人们也在平静的生活中过着超速的日子。许多忙碌的人因此不知不觉地损害了自己的身心健康，整个心灵都被日益繁重的学习或工作及生活撕碎！就一般人来说，整日坐于室内，活动量并不大，但是心灵却是分分秒秒高速地运转着，有些人甚至拖着疲惫的身体过着急速运转的生活。在此种情况下，一旦发生恶性疲乏，势将造成精神上的崩溃。因此我们必须降低走路的速度。否则，紧张的结果就是心灵的超负荷运转，最后致使不幸发生。

然而，生活中，仍有许多多受紧张情绪困扰的人群，让我从不同的视角去发现一下紧张人群的遭遇。

一名中国银行的支行干部这样讲述自己的感受。

我现在处于极端苦恼中。我在进行竞职演讲时，由于紧张，抽烟太多，因而演讲时嗓子干燥，不能说话。虽然竞职成功，但我内心也因此留下了阴影，以后每逢人多场合就讲不出话来，心跳加速，一句话也讲不出，全身冒汗，紧张到了极点。事后，我在人们面前非常自卑，总认为他们在嘲笑我，加剧了我对社交的恐惧，而我的工作性质又要求我在众人面前多讲话，我实在苦恼极了。我想过辞职。帮帮我，我现在该怎么办？

银行干部的紧张在一些学生的身上就以另外一种方式展现。

何雨是家里的独生子。由于历史的原因，父亲个人的理想成了泡影，便将全部的期望寄托在何雨的身上。他在父亲的灌输下形成的强烈的"出人头地"意识与其一般的智能和责任心形成了巨大的反差。

高考前，黑板上每天变化的高考日期倒计时和随时变化着的同学们的考试成绩一览表，加上父亲那企盼的目光，给何雨造成了巨大的心理压力。他出现食欲下降、恶心、心慌、心悸、惶惶不可终日的连锁反应。

当"黑色七月"如约而至的时候，何雨突然心中一阵慌乱，脑中一片空白。他压抑着紧张情绪，越压抑，心理越紧张，结果，他落榜了。面对这沉重的打击，他长时间不能从失望、痛苦、无助的情绪中解脱出来。

当他第二次面对高考时，他变得更紧张恐惧。由于紧张感达到了极点，他甚至想放弃第二次高考。在第一门考试时，考场出现了异常，在一时混乱的气氛中，何雨心中那巨大的紧张感突然消失了，第一门考试发挥了较好的水平，从而影响了以下几门考试的成绩。他勉强考取了一所高等专科学校。

但事情远远没有终结。在他几年的大学学习中和走向社会后，只要面对考试，紧张不安的情绪便会出现。

视角转换，我们来到运动健儿驰骋的"沙场"，这里仍不乏紧张的情绪。

美国全国高等院校篮球锦标赛某场比赛还有几秒钟就要结束时，丹尼尔·马歇尔走到罚球线前。对垒的两队这时打成平手，马歇尔只要两罚进一，他的队就可以获胜。

平常练习，马歇尔投罚球几乎是百发百中的。这天晚上，他在全场观众注视下深吸了一口气，拍了几下球，然后定睛注视着篮圈——结果两罚俱失，他紧张得没有投中。延时续赛之后，马歇尔的队输了。

当时马歇尔由于过度紧张发生了运动术语中的所谓“怯场”，在紧张下失去了投篮的镇定。

形形色色的紧张，如影随形，有人说紧张是一种因某种强大压力所引起的、高度调动人体内部潜力以对付压力而出现的一种生理和心理上的应急变化。每个人在他的人生道路上都会遇到这种情况。一般来说，在重要的关键时刻，情绪的适度紧张不但不是坏事，而且还是必需的。

适度的紧张有益，但过度的紧张将会对人体产生抑制作用。

过度紧张，会使人动作失调，会使人行为紊乱，会降低效率。因为人们在过度的紧张情绪下，会使脑神经的兴奋和抑制过程失调，出现暂时性的不平衡。这时，人就会体验到一种难以自制的心慌、不安、激动和烦躁的情绪。从而出现一系列的行为紊乱、动作失调现象。

偶尔出现过度的紧张如能及时调整，不会对人造成大的危害，但持续的情绪紧张状态对人体特别有害。有人把持续的情绪紧张称之为体内的“定时炸弹”。因此，长期、高度的情绪紧张，对人体是十分有害的。

消除紧张，掌握人生的平衡

一块发条永远上得十足的表不会走得太久；一辆马力经常加到极限的车不会用得太久；一根绷得过紧的琴弦就易断；一个心情日夜紧张的人则易病。所以善用表的人永不把发条上得过足；善驶车的人永不把车开得过快；善操琴的人永不把琴弦绷得过紧；善养生的人永不使心情日夜紧张。

紧张是一种习惯，放松也是一种习惯。坏习惯可以改正，好习惯可以慢慢养成。

那么，你怎么放松自己呢？是从大脑开始，还是从神经开始？都不是，你应该从肌肉开始放松。为了说得具体一点，我们假定由眼睛开始，先把这一段文字读完，然后向后靠，闭上眼睛静静地对你的眼睛说："放松，放松，不皱眉头，不皱眉头，放松，放松……"你不停地慢慢地重复约一分钟……

著名小说家薇姬·鲍姆有过这样的经历，小时候，她摔跤伤了膝部和腕部，有个老人把她扶起，这老人当过马戏班的小丑，一面帮她掸掉身上的灰土，一面说："你之所以会受伤，是因为你不懂得怎样放松自己，你要把自己当成一只旧袜子一样松弛。过来，我教你怎么做。"

老人教薇姬和其他小孩子怎么跌倒，怎么前翻滚、后翻滚。他不停地叮咛："把自己想象成一只松垮垮的旧袜子，你就一定会松弛下来！"

人生需要消除紧张、就像一只松松的旧袜，有了些许的从容。下面介绍几种消除紧张情绪的妙计，希望对还在紧张的人们能够有所裨益。

1. 畅所欲言。当有什么事烦扰你的时候，应该说出来，不要存在心里。把你的烦恼向值得你信赖的、头脑冷静的人倾诉：你的父亲或母亲、丈夫或妻子、挚友、老师、学校辅导员等等。

2. 暂时避开。当事情不顺利时，你暂时避开一下，去看看电影或一本书。或做做游戏，或去随便走走，改变环境，这一切能使你感到松弛。强迫自己"保持原来的情况，忍受下去"，无非是做自我惩罚。当你的情绪趋于平静，而且当你和其他相关的人均处于良好的状态可以解决问题时，你再回来，着手解决你的问题。

3. 每天自省四五次并且自问："我做事有没有讲求效率？有没有让肌肉做不必要的操劳？"这样会使你养成一种自我放松的习惯。

4. 每天晚上再做一次总的反省。想想看："我感觉有多累？如果我觉得累，那不是因为劳心的缘故，而是我工作的方法不对？"丹尼尔·乔塞林说过："我不以自己疲累的程度去衡量工作绩效，而用不累的程度去衡量。"他说，"一到晚上觉得特别累或容易发脾气，我就知道当天工作的质量不佳。"如果全世界的商人都懂得这个道理，那么，因过度紧张所引起的高血压死亡率就会在一夜之间下降，我们的精神病院和疗养院也不会人满为患了。

5. 改掉乱发脾气的习惯。当你感到想要骂某个人时，你应该尽量克制一会儿，把它拖到明天，同时用抑制下来的精力去做一些有意义的事情。例如做一些诸如园艺、清洁、木工等工作，或者是打一场球或散步，以平息自己的怒气。

6. 谦让。如果你觉得自己经常与人争吵，就要考虑自己是否过分主观或固执。要知道，这类争吵将对周围的亲人，特别对孩子的行为会带来不良的影响。你可以坚持自己正确的东西，静静地去做，给自己留有余地，因为你也可能是错误的。即使你是绝对正确的，你也可按照自己的方式稍做谦让。你这样做了以后通常会发觉别人也会这样做的。

7. 随时保持轻松，让身体像只旧袜子一样松弛。我在办公桌上就放着一只褐色的袜子，好随时提醒自己。如果找不到袜子，猫也可以。你见过睡在阳光底下的猫吗？它全身软锦绵的，就像泡湿的报纸。懂得一点瑜伽术的人也说过，要想精通“松弛术”，就要学学懒猫。我从未见过疲倦的猫，或精神崩溃，因无法入眠、忧虑、胃溃疡而大受折磨的猫。

8. 尽量在舒适的情况下工作。记住，身体的紧张会导致肩痛和精神疲劳。

学会放松

200 年前，欧洲有一首民谣：“我们背井离乡，为的是那小小的财富。”而现在，西方流行的观念是“过普通人的生活”。的确，拼命地工作挣钱，却没有时间和精力来享受安闲、舒适的生活，确是一件悲哀的事情。

在竞争越来越激烈、节奏越来越快、压力越来越大的现代社会中，要想生活得轻松自在一些，你应该放松生命的弦，减轻自己的压力，让金钱、地位、成就等追求让位于“普通人的生活”。

弗兰克是位生意人，赚了几百万美元，而且也存了相当多的钱。他在事业上虽然十分成功，但却一直未学会如何放松自己。他是位神经紧张的生意人，并且把他职业上的紧张气氛从办公室里带回了家里。

弗兰克下班回到家里在餐桌前坐下来，但心情十分烦躁不安，他心不在焉地敲敲桌面，差点被椅子绊倒。

这时候弗兰克的妻子走了进来，在餐桌前坐下。他打声招呼，一面用手敲桌面，直到一名仆人把晚餐端上来为止。他很快地把东西吞下，他的两只手就像两把铲子，不断把眼前的晚餐一一铲进嘴中。

吃完晚餐后，弗兰克立刻起身走进起居室去。起居室装饰得十分美丽，有一张长而漂亮的沙发，华丽的真皮椅子，地板铺着高级地毯，墙上挂着名画。他把自己投进一张椅子中，几乎在同一时刻中拿起一份报纸。他匆忙地翻了几页，急急瞄了一眼大字标题，然后，把报纸丢到地上，拿起一根雪茄，引燃后吸了两口，便把它放到烟灰缸里。

弗兰克不知道自己该怎么办。他突然跳了起来，走到电视机前，扭开电视机。等到影像出现时，又很不耐烦地把它关掉。他大步走到客厅的衣架前，抓起他的帽子和外衣，走到屋外散步去了。

弗兰克这样子已有好几百次了。他没有经济上的问题，他的家是室内装潢师的梦想，他拥有两部汽车，事事都有仆人服侍他——但他就是无法放松心情。不仅如此，他甚至忘掉了自己是谁。他为了争取成功与地位，已经付出他的全部时间，然而可悲的是，在赚钱的过程中，他迷失了自己。

我们从故事中可以看出弗兰克先生所有的症结就在于他的紧张情绪，他之所以繁乱地生活是因为他没有掌握放松自己的秘诀。

第二次世界大战时，丘吉尔有一次和蒙哥马利闲谈，蒙哥马利说：“我不喝酒，不抽烟，到晚上十点钟准时睡觉，所以我现在还是百分之百的健康。”丘吉尔却说：“我刚巧与你相反，我既抽烟，又喝酒，而且从来都没准时睡过觉，但我现在却是百分之二百的健康。”蒙哥马利感到很吃惊，像丘吉尔这样工作繁忙紧张的政治家，生活如果这样没有规律，哪里会有百分之二百的健康呢？

其实，这其中的秘密就在于丘吉尔能坚持经常放松自己，让心情轻松。

即使在战事紧张的周末他还是照样去游泳，在选举战白热化的时候他还照样去垂钓。他刚一下台就去画画，工作再忙，他也不忘在那微皱起的嘴边叼一支雪茄放松心情。

富兰克林·费尔德说过：“成功与失败的分水岭可以用这么五个字来表达——我没有时间。”当你面对着沉重的工作任务感到精神与心情特别紧张和压抑的时候，不妨抽一点时间出去散心、休息，直至感到心情已经比较轻松后，再回到工作面前来，这时你会发现自己的工作效率特别高。

只要你能在这个动乱的世界中做到松弛神经，过得轻松愉快，你就是一个幸运者——你将会幸福无比。学会放松，也会让你拥有一个无悔的人生。

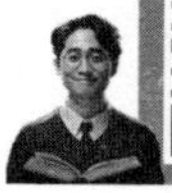

扫码获取更多资源

第三节 拒绝抱怨，化解不满

生活中有很多人喜欢抱怨，他们抱怨家人、抱怨朋友、抱怨上司、抱怨同事，仿佛只要与他有接触的事或人他都无一例外地抱怨，他们因为这些抱怨每天都在灰暗的心情下度过，其实这些抱怨不仅带给他们自身伤害，还会伤害他人。在抱怨的天空下，每个人都不再轻松，所以，我们要把不满的情绪、抱怨的语言在心中化解，我们要明白生活不仅有苦难、残缺，还有幸福和美好。

不要让抱怨成为一种习惯

“不满”和“抱怨”是最流行的一种情绪，也是最容易被善于寻找借口的人利用的。

不少员工总是在想着“我应该得到什么”，抱怨公司或领导“没有给我什么”，却没有反躬自问：“相对于希望从事的职业我还缺乏什么，可能要付出什么，做得够不够？”抱怨别人者总是把责任推到别人身上，看不到自己的错误和不足。抱怨成了不负责任和不够忠诚的借口。这样下去，他们在抱怨中会丧失许许多多的机会，落在别人的后面。

曾经有一位好发牢骚的员工愤然离开了好几个老板，抱怨老板的种种不是，三年后，当他在自己最喜欢的事业上被老板辞退的时候，他终于明白是自己一直欠缺必备的能力，而不是原先的老板没有赏识他。

抱怨似乎是一种很普遍的情况，它也很容易传染，而且让别人感染上此病后却浑然不知。人似乎天生就有一种抑强扶弱、劫富济贫的心态，对那些超越我们、管理我们的人天生有一种抵触情绪。很多人会不自觉地认为，富有之所以富有，是缘于对穷人的剥削。直到今天，这种财富的原罪始终没有从人们的头脑中消除。我们经常可以看到关于为富不仁的报道，内容不过是对老板如何奸诈的揭露，以示对“社会底层人士”的同情。

那些落魄的人的确值得同情，但是你想过没有，他们今天的落魄境况完全是由于社会或者其他人造成的吗？他们自己就没有责任吗？同样，当他们抱怨老板的时候，没想到自己也有责任吗？表面看，老板们拥有巨大的可自由支配的财富，但是他们能享受和消费的并不比我们多，相反，他们却付出了比普通人多得多的心力。从某种意义上说，他们是更值得我们同情的人——同情他们即使下班铃声响过很久也无法放下手上的工作；同情他们为了改变员工而付出的努力；同情他们忍受社会及员工不公正的评价和言论。那些指责老板的人并没有意识到，如果没有老板的辛勤努力，许多人的命运会更为悲惨。

长期的抱怨可能会导致一个人对企业失去忠诚，陷在一种无法自拔的低迷情绪中。因为抱怨，一个人可能会抵不住其他机会的诱惑，或者不能承受企业暂时的困境，所以消极对抗或者另谋出路。比如一个技术人员，刚到一个小工厂，在发展的初期，不可避免地会遇到战略不清晰、管理混乱、老板经常变换思路等特点，这时候他抱怨：你是请我来干事业的，不是来和你们变来变去的。他认为这样的企业和老板不值得为之效力，准备跳槽。其实那个抱怨的员工可能不明白，这是很多小工厂必须渡过的一道难关，而一个员工在这种时候不仅要做事，还要学会应对各种可能的突发事件，并且与老板共渡难关。

作为一名体贴的员工，你应该明白，经营和管理一家公司是一件复杂的工作，会面临种种烦琐的问题，来自客户、来自公司内部的巨大压力，都会给老板带来种种困扰。更何况老板也是普通人，有自己的喜怒哀乐，有自己的缺陷。站在对方的角度上思考问题是超越平庸的一大黄金定律。当你是一名雇员时，应该多考虑老板的难处，给老板多一些同情和理解；而当自己成为一名老板时，则需要多多考虑雇员的利益，多一些支持和鼓励。

很多情况下，老板需要的是员工提出建设性的好意见而不是经常性的抱怨，如果员工这个时候从老板的角度为其着想，并且以老板能够接受的方式提出建议，老板应该是非常欢迎的。

如果一个员工有忠诚、敬业并且毫不抱怨的精神，就一定会被信任并委以重任，即使你受雇于他人，也同样能够成就自己的事业。

其实，反过来想想，当你为你的老板工作时，往往会认为老板太苛刻；而有朝一日自己成为老板时，你就会发现员工缺乏主动性。其实，什么都没有改变，改变的是你看待问题的角度。所以，有一点你必须要知道：抱怨于事无补，并且只会让事情变得更糟。那些喜欢终日抱怨的人，即使独立创业，也没有办法改变这种恶习，更不会获得成功。

如果你还有时间进行抱怨，那么你就有时间把工作做得更好；如果你已觉得抱怨无济于事，你就应该去寻找克服困难、改变环境的办法；如果你认为抱怨是一种坏习惯，你就应该化抱怨为抱负，变怨气为志气。

世界是美丽的，世界也是有缺陷的；人生是美丽的，人生也是有缺陷的；工作是美丽的，工作也是有缺陷的。因为美丽，才值得我们活一回，因为有缺陷，才需要我们弥补，需要我们有所作为。

一位伟人曾说："有所作为是生活中的最高境界。而抱怨则是无所作为，是逃避责任，是放弃义务，是自甘沉沦。"不论我们遭遇到的是什么境况，光是喋喋不休地抱怨不已，都注定于事无补，甚至把事情弄得更糟，而这绝不是我们的初衷。

没有任何抱怨，不仅是一种平和的心态，更是一种非凡的气度，一种超俗的境界。种下牡丹不会收获蒺藜，龙种不会生出跳蚤。工作不仅需要我们有一双睿智的双眼，也需要我们有一副矫健的身手，更需要我们有一颗热忱的心灵。时刻记住我们所做的一切都是为了我们自己，如此，我们就会以更高的标准来要求自己，以更宽的胸怀来对待别人，以更热的激情来对待工作。

抱怨的包袱有多重

生活中，常常听到有人抱怨活得太辛苦，压力太大，其实，这往往是因为我们还没有衡量清楚自己的能力、兴趣、经验之前，便给自己在人生各个路段设下了过高的目标，这个目标不是根据个人实际情况制定的，而是和他人比较制定的，所以每天为了完成目标，不得不背着抱怨的包袱去生活，忍受辛苦和疲惫的折磨。

有两个人在大海上漂泊，想找一块生存的地方。

他们首先到了一座无人的荒岛，岛上虫蛇遍地，处处都潜伏着危急，条件十分恶劣。

其中一个人说："我就在这了。这地方虽然现在差一点，但将来会是个好地方。"而另一个人不满意，于是他继续漂泊，后来他终于找到一座鲜花烂漫的小岛，岛上已有人家，他们是 18 世纪海盗的后裔，几代人努力把小岛建成了一座花园。他便留在这里做了小工，生活不好不坏。

过了很多很多年，一个偶然的机会，他经过那座他曾经放弃的荒岛，于是他决定去拜望老友。

岛上的一切使他怀疑走错了地方：高大的屋舍、整齐的田畴、健壮的青年、活泼的孩子……老友已因劳累、困顿而过早衰老，但精神仍然很好。尤其当说起变荒岛为乐园的经历时，更是神采奕奕。最后老友指着整个岛说："这一切都是我双手干出来。这是我的岛屿。"

那个曾经错过小岛的人此时不但没有愧疚，而且还抱怨说："为什么上天这么厚爱你，当时你要留我在这个岛上，也许会比现在更好。"

有些人常常抱怨命运不公，而却不看自己为理想都做了什么。其实，只要放平心态，你一样也能活得很好，就像下文中的森林之王。

有一天，素有森林之王之称的狮子，来到了天神面前："我很感谢你赐给我如此雄壮威武的体格，如此强大无比的力气，让我有足够的能力统治这整个森林。"

天神听了，微笑地问："但是这不是你今天来找我的目的吧！看起来你似乎为了某事而困扰呢！"

狮子轻轻吼了一声，说："天神真是了解我啊！我今天来的确是有事相求。因为尽管我的能力再好，但是每天鸡鸣的时候，我总是会被鸡鸣声给吓醒。神啊！祈求您，再赐给我一个力量，让我不再被鸡鸣声给吓醒吧！"

天神笑道："你去找大象吧，它会给你一个满意的答复的。"

狮子兴冲冲地跑到湖边找大象，还没见到大象，就听到大象跺脚所发出的"砰砰"响声。

狮子加速跑向大象，却看到大象正气呼呼地直跺脚。

狮子问大象："你干吗发这么大的脾气？"

大象拼命摇晃着大耳朵，吼着："有只讨厌的小蚊子，总想钻进我的耳朵里，害我都快痒死了。"

狮子离开了大象，心里暗自想着："原来体型这么巨大的大象，还会怕那么瘦小的蚊子，那我还有什么好抱怨呢？毕竟鸡鸣也不过一天一次，而蚊子却是无时无刻地骚扰着大象。这样想来，我可比它幸运多了。"

在人生的路上，无论我们走得多么顺利，但只要稍微遇上一些不顺的事，就会习惯性地抱怨老天亏待我们，进而祈求老天赐给我们更多的力量，帮助我们渡过难关。但实际上，老天是最公平的，就像它对狮子和大象一样，每个困境都有其存在的正面价值。

生活中有许多不快乐与抱怨。生活烦闷，感到人生不顺的时候，应该让自己明智一点，不要用所谓的"高标准"去为难自己，卸掉自己背负的沉重包袱，不再折磨自己。

抛开人生无谓的负担

生活中，有些东西可以改变，而有些东西则是改变不了的。就如同我们无法替换自己的父母，没法改变自己的出身，无法改变天生的缺陷。

既然真的无法改变，那么我们何不坦然接受呢?

庆波是位女教师，她对自己的脸孔感到很不满意，哪儿看起来都不顺眼，因此她决定去整容。医师仔细地望着她，认为她长得并不难看，问题就在于她把自己估计得太低。医师还是动手术稍微改善了她的五官，但只是动了一些小手术，比她所要求的要少很多。

庆波很不高兴，她一边打量着镜中的自己，一边埋怨道:“你并没有对我的脸孔做太大的改变。”医师说:“你的脸孔本来就只需稍作改变，唯一的问题是你使用脸孔的方式错了，你把它当作是一个面具，用来遮掩你的真实感觉。”

庆波伤心地低下头说:“我已尽最大的能力了。”

医师理解地看着她，庆波沉默片刻，然后袒露了心声：每一天她到学校去时，都像戴着面具，表现出最好的一面，把所有的感情全部隐藏起来，只留下她认为“正确”的一部分。3 年的教学生活，孩子们总是嘲笑她。

医师说:“孩子们嘲笑你，是因为他们已看出你一直在演戏。身为一名教师，并不一定非要表现得十全十美，偶尔也可以表现得愚蠢一点，学生仍然会尊重你。拿掉你的面具，你会更喜欢你自己。”

离开诊所后，庆波心情好多了。几个月后，她再也不担心她的脸孔，也不再抱怨。

人生苦短，何苦要给自己戴上面具，力求表现完美。美不是伪装，而是真实的释放。摘下面具，也就抛开了无谓的负担，真实的人生，才是最美的人生。

维娜是个公司职员，她已经 34 岁了，过着平静、舒适的中产阶层的家庭生活。但是，她突然连遭四重厄运的打击。丈夫在一次事故中丧生，留下两个小孩。没过多久，一个女儿被烤面包的油脂烫伤了脸，医生告诉她孩子脸上的伤疤终生难消，母亲为此伤透了心。她在一家小商店找了份工作，可没过多久，这家商店就关门倒闭了。丈夫给她留下一份小额保险，但是她耽误了最后一次保费的续交期，因此保险公司拒绝支付保费。

碰到一连串不幸事件后，维娜近于绝望。她左思右想，为了自救，她决定再做一次努力，尽力拿到保险补偿。在此之前，她一直与保险公司的下级员工打交道。当她想面见经理时，一位多管闲事的接待员告诉她经理出去了。她站在办公室门口无所适从，就在这时，接待员离开了办公桌，机遇来了。她毫不犹豫地走进里面的办公室，结果，看见经理独自一人在那里。经理很有礼貌地问候了她。她受到了鼓励，沉着镇静地讲述了索赔时碰到的难题。经理派人取来她的档案，经过再三思索，决定应当以德为先，给予赔偿，虽然从法律上讲公司没有承担赔偿的义务。工作人员按照经理的决定为她办了赔偿手续。

厄运真的不会长久延续下去。有位名人说过，“没有永久的幸运，也没有永久的不幸”，这个例子足以印证这句名言。厄运虽然令人忧愁，令人不快，甚至给人不断的打击，但厄运的一个“致命弱点”，就是它不会持久存在。

之后，经理欣赏她的干练，又给她安排了很好的工作，并且爱上了她。

所以那些不断遭遇不幸，抱怨自己“倒霉透顶”的人，一定要坦然接受现实，然后相信，终有一天会雨过天晴，而且大雨过后天更蓝。

第四节 摆脱抑郁的束缚

抑郁被称为“心灵流感”。作为现代社会的一种普遍情绪，抑郁并没有引起人们足够的重视，然而较长时间的抑郁会让人悲观失望、心智丧失、精力衰竭、行动缓慢。患了抑郁症的人长期生活在阴影中无力自拔，只有积极调整自己的心态，才能走出抑郁的阴霾，重见灿烂的阳光。

抑郁带给了你什么

人在不同时期，拥有不同的心态，由于不同的心态，就会拥有不同的人生经历。大多数人都可能或轻或重地陷入抑郁。抑郁是一种很复杂的情绪，是痛苦、愤怒、焦虑、悲哀、自责、羞愧、冷漠等情绪复合的结果。它是一种广泛的负情绪，又是一种特殊的正常情绪；抑郁超过了正常界限就畸变为抑郁症，成了病态心理。由于每个人的心理素质不同，所以抑郁有时间长短、程度强弱之分。

对于有抑郁心态的人，所有这些怜悯都不能穿透那堵把自己和世人隔开的墙壁。在这封闭的墙内，不仅拒绝别人哪怕是极微小的帮助，而且还用各种方式来惩罚自己。在抑郁这座牢狱里，拥有抑郁心态的人同时充当了双重角色:受难的囚犯和残酷的罪人。正是这种特殊的心理屏障——“隔离”把抑郁感和通常的不愉快感区别了开来。尽管在抑郁的牢狱里你是孤独的，但抑郁也不单纯是孤独感。它还是一种隔离，这种隔离改变了你对周围环境的正常感觉。

有一名中年男子在他患抑郁症期间说了一段撼人心扉的话：

“现在我成了世上最可怜的人。如果我个人的感受能平均分配到世界上每个家庭中。那么，这个世上将不再会有一张笑脸，我不知道自己能否好起来，我现在这样真是很无奈。对我来说，或者死去，或者好起来，别无他路。”

这名中年男子就是亚伯拉罕·林肯，作为美国第16任总统，林肯也未能幸免于抑郁症的折磨并且这种绝望困扰了他一生。虽然林肯能够预见自己的未来，知道自己会成为最受世人景仰的总统之一，但这丝毫不能减少他的抑郁，抑郁症是如此之顽固。它甚至可以毫无阻拦地闯入人们的生活，无论这个人拥有怎样的成就、社会地位、教育水平、财富、宗教信仰或文化。任何人都有患上抑郁症的可能性。

抑郁症困扰世人已经有很长一段时间了，早在两千多年前的著作中就曾有人提及抑郁症患者，这些抑郁症患者中有很多是历史名人，包括国家元首、艺术家、作家、神职人员和科学家，当然，还有普通人。

关琳是机关的女职员。今年27岁的她出身于农民家庭，父母均无文化。她自小勤奋好学，家中寄予的希望很大，她也想依靠自身的努力使父母生活得更好一些，因此，她自小就埋头苦读，从小学到高中，到大学，她学习都很好。但由于一心读书，关琳很少交朋友，根本没有什么知心伙伴，因此，关琳常感到很孤单，很寂寞，尤其是参加工作后，在机关上班，工资较低，仍旧无法接济父母，她心里经常自责。

另一方面，她很难与人相处，总是一人独来独往，心中也很想与人交往，但又不敢，也不知道怎样去结交朋友。四年前经人介绍和某同事结婚，但两人感情基础不好，常为一些小事吵架。因此，两年来她有一种难以言状的苦闷与忧郁感，但又说不出什么原因，总是感到前途渺茫，对一切都不顺心，老是想哭，但又哭不出来，即使是遇有喜事，关琳也毫无喜悦的心情。

过去很有兴趣去看电影、听音乐，但后来就感到索然无味。工作上也无法振作起来。她深知自己如此长期忧郁愁苦会伤害身体，但又苦于无法解脱，并逐渐导致睡眠不好，多噩梦及胃口不开。有时她感到很悲观，甚至想一死了之，但对人生又有留恋，觉得死得不值得，因而下不了决心。

抑郁让关琳徘徊在生与死的边缘，久难抉择，关琳的痛苦，每一个抑郁的人都有体验。

抑郁心态者的人生态度通常很消极。正是由于抑郁使人丧失了自尊与自信，总是自我责备、自我贬低。无论对环境对自我，都不能积极地对待；对环境压力总是被动地接受而不能积极地控制，更谈不上改造；对自我也总感到难以主宰而随波逐流。于是在人生征程上没有理想与期待，只有失望与沮丧。总感到茫然无主，陷入深重的失落感而难以自拔，对一切都难以适应，只能退缩回避。我们周围常常有这类人，当生活环境发生重大变化而呈现出巨大反差时，当人生之旅中出现一些变故、遇到一些挫折时，或者仅仅是环境不如意时，便精神不振又心神不定，百无聊赖而焦躁不安，不思茶饭，更无心工作，甚至不想生活，整个儿跌入消极颓丧中。

当然抑郁心态并不是不可以调整的。从深层看，如果能积极而正确地对待，抑郁会升华出精明又清醒的生存智慧。通过痛苦的心路历程，在承受苦难的漫长过程中，以惊人的韧性和耐力，把自身的能量节省下来、保存下来，把苦难耗掉，使自己存活下来。这无疑带有悲剧色彩，是一种“阴性”的悲剧。它与面对环境的不如意而改选反抗的“阳刚”的悲剧相比，更有深度和力量，也更富于民族特色，值得注意。

抑郁是让你与世隔绝的墙

尽管我们希望我们的看法乐观一点，可事实却不能让我们乐观起来。虽然我们知道现代人的心理很脆弱，虽然我们知道厄运与打击可能使很多人走向心理异常，但后果比我们想象的要严重得多。

人在受到挫折的时候，往往产生沮丧的心理，但沮丧只是一时的情绪失落。抑郁则不同，虽然抑郁也是一种情绪。专家告诉我们，在我们的生活中，充满了大大小小的挫折和失败，常常我们最梦寐以求的东西，它再也不存在了，常常我们最心爱的人，再也不能回到我们身边。每当这些时刻来临的时候，我们都会体验到悲伤、痛苦，甚至绝望。通常，由这些明确现实事件引起的抑郁和悲伤，是正常的、短暂的，有的甚至有利于个体的成长。但是，有些人的抑郁症状并没有十分明确、合理的外部诱因；另外一些人，虽然在他们的生活中发生了一些负面生活事件，但是，他们的抑郁症状持续得很久，远远超过了一般人对这些事件的情绪反应，而且抑郁症状日趋恶化，严重地影响了工作、生活和学习。如果是这样，那么很可能，他们患了抑郁症。

柴可夫斯基代表着19世纪末的作曲家，他是浪漫主义运动最后阶段的悲观主义者。

彼得·伊里奇·柴可夫斯基是个忧郁症患者和忧郁狂——不论他愿意不愿意承认——直到死前几个月，他还未能适应自己的天性。

有人说柴可夫斯基的音乐是痛苦的，而他的这些痛苦与他抑郁、痛苦的生命经历是有密切关系的。童年时的柴可夫斯基就表现出了忧郁、敏感、性格内向的特质，据他的家庭教师芳妮回忆说：“他极其敏感，所以我必须小心地对待他，一点小事也会深深伤他的心。他像瓷器那样脆弱。对于他，根本不存在处罚的问题。对别的孩子来说根本不当回事的批评和责备，也会使他难过半天。”

青年时代起，他那敏感脆弱的性格，就深切地感觉到现实社会并不像他所希望的那样。他的怀疑主义和他那宿命论的思想，使他在落日的余晖里孤寂地去寻找对人生的妥协。音乐成了他蜗居斗室自我拯救的唯一生存方式。

在柴可夫斯基一生中，他的生活有种种不如意，种种波折让他抑郁不堪，而抑郁又让他更加走向痛苦。在柴可夫斯基一生中，几次精神崩溃时都想到了自杀。在令人厌烦的社交活动中，抑郁像鬼魂那般死死地与他纠缠。这种性格自然会表现在他的音乐创作上。他总能写出一些眼泪汪汪的调子和伤感情怀的旋律。这种又酸又苦的忧伤和哀愁，影响了他中后期的许多作品。然而，抑郁症在某种情形之下，会转化为与症状完全相反的狂躁症倾向。这种反差极大、两极摆动的精神断裂，间接造成柴可夫斯基音乐中的许多断裂。很多作品中的一些优美旋律，常常被粗暴地打断，接踵而来的往往是跌跌撞撞、迅疾跳跃的不稳定音型。过去的评论家只认为他不善于构造交响的逻辑大厦，只是听凭他的情绪系列的相互交替，而且把这种交替变成是一种性格上的对比。实际上，这并不是音乐结构的问题，而是音乐家的心理程序对作品程序的一种投射；是一种失去自我控制的断裂，而非局部和局部之间技巧性的衔接问题。尤其是在他晚年作品中，我们分明能感觉到那种响亮中的空虚，那种紧张中的惶恐，那种狂躁中的沮丧，那种虚假镇定中真正的绝望！

抑郁就好像透过一层黑色玻璃看一切事物。无论是考虑你自己，还是考虑世界或未来，任何事物看来都处于同样的阴郁而暗淡的光线之下。柴可夫斯基的抑郁人生和创作让我们不得不回想自己的过去，记忆中充满着一连串的失败、痛苦和亏损，而那些你曾经认为是成就或成功的事情，以及你的爱情和友谊，现在看来都一文不值了。你的回忆已经染上了抑郁的色彩。一旦戴上这副黑色的滤光镜，你就再也不能在其他的光线下观察任何事物。消极的思想与抑郁相伴：情绪低落导致消极的思想和回忆，反之，消极的思想和回忆又导致情绪低落，如此反复下去，形成一个持久而日益严重的抑郁恶性循环。

摆脱抑郁的困扰

抑郁是禁锢人心灵的枷锁，困扰人们不能在现实的世界中调适自我，只能渐渐退缩到他的小天地里，来逃避抑郁。

心境低落是抑郁症的主要表现。抑郁症属于心理学的范畴，但却不单纯表现为心理问题，还可能诱发一些躯体上的相关症状，比如口干、便秘、恶心、憋气、出汗等，女性患者可能会出现闭经等症状。抑郁症的具体症状表现有：

常常不由自主地感到空虚，为一些小事感到苦闷、愁眉不展；觉得生活没有价值和意义，对周围的一切都失去兴趣，整天无精打采；非常懒散，不修边幅，随遇而安，不思进取；长时间地失眠，尤其以早醒为特征，醒后难以再次入睡；经常惴惴不安，莫名其妙地感到心慌；思维反应变得迟钝，遇事难以决断，行动也变得迟缓；敏感而多疑，总是怀疑自己有大病，虽然不断进行各种检查，但仍难排除其疑虑；经常感到头痛，记忆力下降，总是感觉自己什么也记不住；脾气古怪，常常因为他人一句不经意的话而生气，感觉周围的人都在和他作对；总是感到自卑，对自己所做的错事耿耿于怀，经常内疚自责，对未来没有自信；食欲不振，或者暴饮暴食，经常出现恶心、腹胀、腹泻或胃痛等状况，但是检查时又没有明显的症状；经常感到疲劳，精力不足，做事力不从心；变得冷酷无情，不愿意和他人交往，酷爱一个人的空间，甚至自己的父母都难以与其进行交流，害怕他人会伤害自己；常常有自杀的念头，认为自杀是一种解脱。

抑郁症的表现是多方面的，但归结起来，主要表现为心境低落、思维迟缓、意志减退的症状。

为了使我们的生活永远充满阳光，为了使我们有一个健康向上的心理，人们曾费尽心思地寻找着克服抑郁的药方。

有人说，哭泣可以使脑部引发悲伤的化学作用变缓和，哭泣有时的确可让人停止悲伤，但也可能是你继续执着于悲伤的理由。

温兹洛夫指出，最有效的是从事可振奋情绪的活动，观看让人振奋的运动比赛、看喜剧电影、阅读让人精神振奋的书。不过值得注意的是：有些活动本身就会让人沮丧，研究发现，长时间看电视通常会陷入情绪低潮。

科学家发现，有氧舞蹈是摆脱轻微抑郁或其他负面情绪的最佳方式之一。不过这也要看对象，效果最大的是平常不太运动的懒骨头。至于每天运动的人，效果最大的时期大概是他们刚开始养成运动习惯的时期。事实上，这种人的心态变化与一般人恰恰相反，不运动时反而心情容易低潮。运动之所以能改变心情，是因为运动能改变与心情息息相关的生理状态。

善待自己或享受生活也是常见的抗抑郁药方，具体的方法包括泡热水澡、吃顿美食、听音乐等。送礼物给自己尤其是女性常用的方式，大采购或只是逛逛街也很普遍。经研究发现，女性利用吃东西治疗悲伤的比率是男性的 3 倍，男性诉诸饮酒的比率则是女性的 5 倍。

另一个提升心情的良方是助人，抑郁的人低沉不振的主因是不断想到自己及不快的事，设身处地同情别人的痛苦自可达到转移注意力的目的。经研究发现，担任义工是很好的方法。然而，这也是最少被采用的方法。

最后一种方式是从超凡的力量中寻求慰藉，有宗教信仰的人可借助祈祷改变任何情绪，尤其是抑郁。

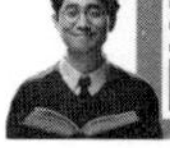

扫码获取更多资源

第五节 摆脱焦虑的绳索

焦虑是人生的毒药，是滋生无数罪孽和悲惨不幸的温床。在这个不确定的社会里，我们可能已经极度失望，挣扎在痛苦中寻求一些幸福的希望，那么为何还要纵容焦虑来扰乱我们的心灵？难道仅凭焦虑，我们就能改变这一切或是解开神秘的人生之谜吗？

以上的这段话出自著名的帕克斯顿·布莱尔之口，他用自己的声音喊出了全世界人们的心声。的确，焦虑是摧毁一切的恶魔，走出焦虑，势在必行。人生不需要焦虑，美好来自于宣泄，告别焦虑，你才能开创新生活。

焦虑随处可见

在如今这个快节奏的社会里，升学就业、职位升降、事业发展、恋爱婚姻、名誉地位，种种事情使人们承受着巨大的心理压力，由此产生焦虑情绪，造成心神不宁，焦躁不安，严重影响人们的工作和生活。发生焦虑的原因有时候匪夷所思，出人意料。

1. 守规焦虑

遵纪守法、照章办事，理所当然，又有什么好焦虑的呢？但是在某些“老实人吃亏”的场合，守规焦虑就在所难免。

我们不妨先看两个例子：一是“人行道焦虑”——过马路走人行道，

应该是无忧无虑的吧？但当很多人都不走人行道，一窝蜂跨栏杆而过时，你甘心多绕些路去走人行道吗？当奔驰的车辆对人行道上的行人并不礼让，朝你直冲过来时，你敢走人行道吗？二是“排队焦虑”——当你老老实实地排着长队，等着购物、购票、评职称时，有人却在前面夹塞、在后门另排小队，也许你等上大半天甚至大半辈子都在候补之列，也许轮到你的时候什么都没有了，你心里面紧张不紧张？

2. 付账焦虑

在中国，当几个熟人一起坐车、聚餐时，大家抢着购票、付账是司空见惯的景观。但是，这种争先恐后恐怕也有真有假，有些场合是出于真情实意，心甘情愿地要为他人付账；有些场合则多少有点虚情假意，只是不得不做做样子。

虽说AA制现在在青年中已流行开来，但一般人还是不习惯这种“分得太清”的方式。觉得既然是“熟人”，就不能太“生分”，为了表示热情主动、不分彼此，就该抢先付账，否则显得不够交情，甚至有爱占别人便宜之嫌。但如果“抢付”成功，内心又不免有点担忧：这份人情，别人会及时还吗？因此，抢付时不免“进亦忧，退亦忧”，心里面紧张一番。

3. 催账焦虑

如果请您想象一下催账人、讨债人的形象，您自己在日常生活中恐怕也难免遇到需要向人催账的事情，但是“催账焦虑”也许最终使您没能开口。

4. 点钱焦虑

有些人一碰到钱，就显得很马虎大意，从别人手中接钱时（如领工资、取买东西找回的余款），尤其是从熟人、好友手中接钱时往往看都不看，一把塞在口袋里。待回家查点对不上数，便只好自认倒霉或者闹出不小的矛盾。其实，在这种“马虎”的背后，有一种“点钱焦虑”在作怪：不点心里不放心，点又显得太多心。当面一五一十地核点，似乎太不信任对方，两人都不免有点难堪，朋友之间说不定还会因此影响交情；不当面点清，一旦有差错，事后再查就说不清、道不明了。点也不是，不点也不是，自然免不了一番焦虑。

5. 诚信焦虑

中国民间流传的告诫人们如何为人处世的人生格言非常多，但在它们中间又有不少相互矛盾的说法。例如，一方面提倡“以诚待人”、“以心换心”，另一方面又鼓吹“防人之心不可无”，“逢人只说三分话，未可全抛一片心”。如果人们同时接受了这两种截然相反的格言，在实际生活中就难免产生“诚信焦虑”——不信任别人，不以诚相待，就会感到一种道德压力。反之，又担心被人利用。

形形色色的焦虑充斥人们的生活，不胜枚举。它们像细菌一样侵蚀人们的灵魂和机体，妨碍人们的正常生活，影响人们的身心健康。所以，走向生活，应该从拒绝焦虑开始。

告别焦虑，扫除心智阴霾

石油公司的一些运货员偷偷扣下了给客户的油量，卖给了他人，而老板却毫不知情。有一天，来自政府的一个稽查员来找老板，说他掌握了老板的员工贩卖不法石油的证据，要检举他们。但是，如果老板贿赂他，给他一点钱，他就会放他们一马。

老板不能认同他的行为及态度。一方面老板觉得这是那些盗卖石油的员工的问题，与自己无关；但另一方面，法律又有规定“公司应该为员工行为负责”。另外，万一案子上了法庭，就会有媒体来炒作，名声传出去会毁了公司的生意。老板焦虑极了，开始生病，三天三夜无法入睡，一直在想：我到底应该怎么做才好呢？给那个人钱呢？还是不理他，随便他怎么做？

老板决定不了，每天担心，于是，他问自己：如果不付钱的话，最坏的后果是什么呢？答案是：他的公司会垮，事业被毁，但是他不会被关起来。然后呢？他也许要找个工作，其实也不坏。有些公司可能乐意雇用他，因为他很懂石油。至此，很有意思的是，他的焦虑开始减轻，然后，他开始思考解决的办法：除了上告或给他金钱之外，有没有其他的路？找律师呀，他可能有更好的点子。

第二天，老板就去见了律师。当天晚上他睡了个好觉。隔了几天，律师叫他去见地方检察官，并将整个情况告诉他。意外的事情发生了，当老板讲完后，那个检察官说，我知道这件事，那个自称政府稽查员的人是一个通缉犯。老板心中的大石头落了下来。这次经历使他永难忘怀。此后，每当他开始焦虑担心的时候，他就用此经验来帮助自己跳出焦虑。

由此我们可以看出，焦虑是一种没有明确原因的、令人不愉快的紧张状态。适度的焦虑可以提高人的警觉度，充分调动身心潜能。但如果焦虑过度，则会妨碍你去应付、处理面前的危急，甚至妨碍你的日常生活。

以下步骤可以帮助你勇敢面对焦虑：

第一步：评估

我怕什么？(或是我焦虑什么？)

我为什么怕？(或是我为什么会焦虑？)

要对这些作直截了当的探索，越具体越好，最好拿出纸笔来，清楚地写下来，问题才会明朗，仅用头脑想是不够的。

第二步：理解

纵然我所怕的事情真的发生了，或是最坏的结果发生了，是否真的是那么可怕？

他人是不是也有过类似的遭遇？他们是不是就完蛋了？

如果真的发生了，我就无法再活下去了吗？

评估及理解是很重要的消除焦虑的两大步骤，因为只有面对可能发生的最坏后果，我们才能从容地面对现在。有句话说："人死不过如此，就算砍头也不过碗大的疤，20年后又是一条好汉。"连死都不怕了，还焦虑什么呢？人需要看破看透，才能放得下，只有放下人的欲念，才有自信。

第三步：再次评估现在的情况

现在的真正问题是什么？（例如担心高考失败的真正问题是什么？可能数学不好，所以会担心高考失败。）

问题的起因是什么？（数学不好的原因是什么？是数学的某一部分不好？还是数学基础不好？）

解决的办法有哪些？（再加强数学学习、请家教……）

我决定用哪种办法？（请家教）

什么时候开始？（明天就开始）

第四步：方法的有效度评估

目的是了解此方法有没有帮助，若没有，立刻改变。

超越焦虑，把握人生

古时候，残忍的将军要折磨他们的俘虏时，常常把俘虏的手脚绑起来，放在一个不停往下滴水的袋子下面……水滴着……滴着……夜以继日，最后，这些不停滴落在头上的水，变得好像是用槌子敲击的声音，使那些人精神失常。这种折磨人的方法，以前西班牙宗教法庭和希特勒手下的德国集中营都曾经使用过。

焦虑就像不停往下滴、滴、滴的水，而那不停地往下滴、滴、滴的焦虑，通常会使人心神丧失而人生灰暗。

已到知天命之年的老人刘宋玲得了一种怪病——她一听到"饿"字，马上就"饿得前胸贴后背"，虽然两小时前她刚吃过饭。她一天吃十多顿饭，但依然感觉饥肠辘辘。

刘宋玲退休后不久，就陷入饥饿感中。"感到饿就吃，才吃一点马上就不饿了，过一会儿，又感到饿。"刘宋玲说，随着时间的推移，饥饿感的频率和强度不断加强。"吃完饭不到两个小时，就又饿得心慌，一听到别人说饿，马上就觉得自己腹中空空，就是晚上，也要爬起来吃上三四顿饭。"刘宋玲痛苦极了。

刘宋玲四处求医，有医生认为她患了胃溃疡，但检查结果却一切正常。

日子一天天过去，刘宋玲的饥饿感越来越强烈，已经达到了只要别人一说“饿”字，她就会焦虑得“头发都吓立起来”的状态。她到心理医生那里看病时，还随身携带了大量的方便，面、方便粉丝等食品，只要一饿，马上就吃。这一天她吃了 13 顿饭。

经过心理专家诊断，刘宋玲患的是非常严重的焦虑障碍，主要是对“饿”很敏感，产生了焦虑心理，这也与她一饿就吃，一吃就饱，每次食量只有一点点有关。

确诊后，心理卫生中心的专家用特殊治疗方案对她进行治疗，一周后，刘宋玲的饥饿感不再那么强烈；两周后，饥饿感得到初步缓解；到了第三周，刘宋玲和“饥寒交迫”的日子彻底拜拜了。

专家指出，这种病是心理原因所致，因此保持一个良好的心态非常重要。

战胜焦虑的方法之一是客观冷静地分析评估你所处的境遇。确定和估计一下可能发生的最糟糕的结果是什么。通过分析，会发现最坏的结果并没有糟到山崩地裂、地球爆炸的程度，而如果坏事一旦真的发生，你也可以承受并度过它。有意思的是，我们所预先担忧的事通常不会发生。就算不幸真的发生了，也往往没有预计中的可怕和令你损失惨重。

所以，只要你还活着，你就应该保持一颗积极热情的心，乐意去学习更多的知识和技巧，丰富你的头脑和人生。也许你明天就会流离失所，露宿街头，但你仍然能够找到一条通往成功和幸福之路。许多人都经历过这样的惨境，从一无所有白手起家，到收获人生成功的丰硕果实。你也同样可以做到。

大灾大祸在你身上发生的几率其实微乎其微，人们总是习惯花很多时间和精力去担忧也许永远也不会发生的事。其实这真是杞人忧天，没有必要的。如果你能冷静接受你所遭遇的每一件事，你就没有必要去焦虑。

学会去承受发生在你生活中的每一件事，这是达到心境平和的唯一方法。你真的没有必要去焦虑，因为你有能力做好任何事。

第四章

突破意志障碍，享受快乐人生

意志障碍是指意志过程的失常，通常包括意志减弱和缺失等现象，有意志障碍的人缺乏主见，思想、情感和行为受外界影响很明显，对不良行为缺乏抵制的能力。所以，增强意志，锻造意志，用积极的意志改造外部世界和生存环境，从而实现美好的理想，这是每个人生命的重中之重。

第一节 扔掉拐杖，不要依赖

独立行走，让猿终于成为万物灵长；扔掉手中的拐杖，你才可以走出属于自己的路。人生的轨迹不需要别人定夺，只有自己才能为自己的人生画布着色。去除依赖，独立完成人生的乐谱，相信你定能奏响生命雄壮的乐章。

都是依赖惹的祸

世上有一种人，总是存在极强的依靠心理。依靠拐杖走路，尤其是依靠别人的拐杖走路。

有些人经常持有的一个最大谬见，就是以为他们永远会从别人不断的帮助中获益。力量是每一个志存高远者的目标，而依靠他人只会导致懦弱。力量是自发的，不依赖于他人。坐在健身房里让别人替我们练习，我们是无法增强自己肌肉的力量的。没有什么比依靠他人更能破坏独立自主的了。如果你依靠他人，你将永远坚强不起来，也不会有独创力。要么抛开身边的“拐杖”独立自主，要么埋葬雄心壮志，一辈子老老实实做个普通人。

一个登山者，一心一意想登上世界第一高峰。

在经过多年的准备之后，他开始了新的旅程。但是，由于他希望完全由自己独得全部的荣耀，所以他决定独自出发。他开始向上攀爬，时间已经有些晚了，然而，他非但没有停下来准备露营的帐篷，反而继续向上攀登，直到四周变得非常黑暗。山上的夜晚显得格外的黑暗，这位登山者什么都看不见。到处都是黑漆漆的一片，能见度为零，因为，月亮和星星又刚好被云层给遮住了。即使如此，这位登山者仍然继续不断地向上攀爬着，就在离山顶只剩下几米的地方，他滑倒了，并且迅速地跌了下去。跌落的过程中，他仅仅能看见一些黑色的阴影，以及一种因为被地心引力吸住而快速向下坠落的恐怖感觉。

他下坠着，在这极其恐怖的时刻，他的一生，不论好与坏，也一幕幕地显现在他的脑海中。当他一心一意地想着，此刻死亡是正在如何快速地接近他的时候，突然间，他感到系在腰间的绳子，重重地拉住了他。他整个人被吊在半空中……而那根绳子是唯一拉住他的东西。

在这种上不着天，下不着地，求助无门的境况中，他一点办法也没有，只好大声呼叫："上帝啊！救救我！"

突然间，从天上有个低沉的声音回答他说："你要我做什么？"

"上帝！救救我！""你真的相信我可以救你吗？"

"我当然相信！"

"那就把系在你腰间的绳子割断。"在短暂的寂静之后：登山者决定继续全力抓住那根救命的绳子。

第二天，搜救队找到了他的遗体，已经冻得僵硬，他的尸体挂在一根绳子上。他的手也紧紧地抓着那根绳子……在距离地面仅仅 1 米的地方。

新生命的诞生是从剪断脐带开始的，生命所受到的最大束缚就来自于它对"绳子"的依赖性，人类注定只有靠自己才能获得自由，"你的命运藏在你自己的胸里"，如果你依恋那根"绳子"，你至死也不会明白为什么自己会那么卑贱地离开这个世界。

"在这个世界上最坚强的人是孤独地、只靠自己站着的人。"这是挪威著名戏剧家易卜生对于人所做出的一个断言。穿越世纪的风尘，这句话依然掷地有声，因为它揭示了一个亘古不变的真理：你的命运只藏在你自己的胸里，你就是主宰一切的上帝。

用自己的脚走路

生活中最大的危险，就是依赖他人来保障自己。“让你依赖，让你靠”，就如同伊甸园的蛇，总在你准备赤膊努力一番时引诱你。它会对你说：“不用了，你根本不需要。看看，这么多的金钱，这么多好玩、好吃的东西，你享受都来不及呢……”这些话，足以抹杀一个人意欲前进的雄心和勇气，阻止一个人利用自身的资本去换取成功的快乐，让你日复一日原地踏步，止水一般停滞不前，以至于你到了垂暮之年，终日为一生无为悔恨不已。

而且，这种错误的心理，还会剥夺一个人本身具有的独立的权利，使其依赖成性，靠拐杖而不想自己一个人走；有依赖，就不会想独立，其结果是给自己的未来挖下失败的陷阱。

美国总统约翰·肯尼迪的父亲从小就注意对儿子独立性格和精神状态的培养。有一次他赶着马车带儿子出去游玩。在一个拐弯处，因为马车速度很快，猛地把小肯尼迪甩了出去。当马车停住时，儿子以为父亲会下来把他扶起来，但父亲却坐在车上悠闲地掏出烟吸起来。

儿子叫道：“爸爸，快来扶我。”

“你摔疼了吗？”

“是的，我自己感觉已站不起来了。”儿子带着哭腔说。

“那也要坚持站起来，重新爬上马车。”

儿子挣扎着自己站了起来，摇摇晃晃地走近马车，艰难地爬了上来。

父亲摇动着鞭子问：“你知道为什么让你这么做吗？”

儿子摇了摇头。

父亲接着说：“人生就是这样，跌倒、爬起来、奔跑，再跌倒、再爬起来、再奔跑。在任何时候都要全靠自己，没人会去扶你的。”

从那时起，父亲就更加注重对儿子的培养，如经常带着他参加一些大的社交活动，教他如何向客人打招呼、道别，与不同身份的客人应该怎样交谈，如何展示自己的精神风貌、气质和风度，如何坚定自己的信仰，等等。有人问他："你每天要做的事情那么多，怎么有耐心教孩子做这些鸡毛蒜皮的小事？"

谁料约翰·肯尼迪的父亲一语惊人："我是在训练他做总统。"

雨果曾经写道："我宁愿靠自己的力量打开我的前途，而不愿求有力者的垂青。"只要一个人是活着的，他的前途就永远取决于自己，成功与失败，都只系于自己身上。而依赖作为对生命的一种束缚，是一种寄生状态。英国历史学家弗劳德说："一棵树如果要结出果实，必须先在土壤里扎下根。同样，一个人首先需要学会依靠自己、尊重自己，不接受他人的施舍，不等待命运的馈赠。只有在这样的基础上，才可能做出成就。"将希望寄托于他人的帮助，便会形成惰性，失去独立思考和行动的能力；将希望寄托于某种强大的外力上，意志力就会被无情地吞噬掉。

为了训练小狮子的自强自立，母狮子故意将它推到深谷，使其在困境中挣扎求生。在残酷的现实面前，小狮子挣扎着一步一步从深谷之中走了出来。它体会到了"不依靠别人，只能凭借自己的力量前进"，它逐渐成熟了。

真实人生的风风雨雨，只有靠自己去体会，去感受，任何人都不能为你提供永远的庇荫。你应该掌握前进的方向，把握住目标，让目标似灯塔般在高远处闪光；你应该独立思考，有自己的主见，懂得自己解决问题。你不应相信有什么救世主，不该信奉什么神仙或皇帝，你的品格、你的作为，你所有的一切都是你自己行为的产物，并不能靠其他什么东西来改变。

一位父亲和他的儿子出征打仗。父亲已做了将军，儿子还只是马前卒。又一阵号角吹响，战鼓擂响了，父亲庄严地托起一个箭囊，其中插着一支箭。郑重地对儿子说："这是家传宝箭，佩戴在身边，你将力量无穷，但千万不可抽出来。"

那是一个极其精美的箭囊，用厚牛皮打制，镶着幽幽泛光的铜边儿，再看露出的箭尾，一眼便能认定是用上等的孔雀羽毛制作的。儿子喜上眉梢，贪婪地推想箭杆、箭头的模样，耳旁仿佛嗖嗖地箭声掠过，敌方的主帅应声落马而毙。

果然，佩戴宝箭的儿子英勇非凡，所向披靡。当鸣金收兵的号角吹响时，儿子再也禁不住得胜的豪气，完全背弃了父亲的叮嘱，强烈的欲望驱赶着他呼一声就拔出宝箭，试图看个究竟。骤然间他惊呆了——一只断箭，箭囊里装着一只折断的箭。

“我一直带着断箭打仗呢！”儿子吓出了一身冷汗，必胜的信念仿佛顷刻间失去支柱的房子，轰然坍塌了。

结果不言自明，儿子惨死于乱军之中。

拂开雾一般的硝烟，父亲拣起那柄断箭，沉重地说道：“不相信自己的意志，永远也做不成将军。”

能够充分发挥一个人的潜能的，不是外援，而是自助；不是依赖，而是自立，如果你总是让其他力量推着才能前行，那么，你的生命意义将归于零。

有这么一则希腊神话：一个马车夫正赶着马车，艰难地行进在泥泞的道路上。马车上装满了货物。

忽然马车的车轮深深地陷进了烂泥中，马怎么用力也拉不出来。

车夫站在那儿，无助地看着四周，时不时大声地喊着大力士阿喀琉斯的名字，让他来帮助自己。

最后阿喀琉斯出现了，他对车夫说：

“把你自己的肩膀顶到车轮上，然后再赶马，这样你就会得到大力士阿喀琉斯的帮助。如果你连一个手指头都不动一动，就不要指望阿喀琉斯或其他什么人来帮助你。”自助者天助，完全依赖别人的恩赐是不可能的，只有你自己首先尽力而为，别人对你的帮助才能最终解决问题。

你，就是主宰一切的神灵，一个人，即使驾着的是一匹羸弱的老马，但只要马缰掌握在你的手中，你就不会陷入人生的泥潭，人只有依靠他自己，才能自视配得上最高贵的东西。

独立自主的人最可爱

善于驾驭自我命运的人，是最幸福的人，正像康德所说：“我早已致力于我决心保持的东西，我将沿着自己的路走下去，什么也无法阻止我对它的追求。”最高的自立是追随自己的心灵，确定自己是正确的，不被任何人的评断所左右的精神上的自立。

剑桥郡的世界第一名女性打击乐独奏家伊芙琳·格兰妮说：“从一开始我就决定：一定不要让其他人的观点阻挡我成为一名音乐家的热情。”

她成长在苏格兰东北部的一个农场，从 8 岁时她就开始学习钢琴。随着年龄的增长，她对音乐的热情与日俱增。但不幸的是，她的听力却在渐渐地下降，医生们断定是由于难以康复的神经损伤造成的，而且断定到 12 岁，她将彻底耳聋。可是，她对音乐的热爱却从未停止过。

她的目标是成为打击乐独奏家，虽然当时并没有这么一类音乐家。为了演奏，她学会用不同的方法“聆听”其他人演奏的音乐。她只穿着长袜演奏，这样她就能通过她的身体和想象感觉到每个音符的震动，她几乎用她所有的感官来感受着她的整个声音世界。

她决心成为一名音乐家，于是她向伦敦著名的皇家音乐学院提出了申请。

因为以前从来没有一个聋学生提出过申请，所以一些老师反对接收她入学。但是她的演奏征服了所有的老师，她顺利地入了学，并在毕业时荣获了学院的最高荣誉奖。

从那以后，她就致力于成为第一位专职的打击乐独奏家，并且为打击乐独奏谱写和改编了很多乐章，因为那时几乎没有专为打击乐而谱写的乐谱。

至今，她作为独奏家已经有十几年的时间了，因为她很早就下了决心，不会仅仅由于医生诊断她完全变聋而放弃追求，因为医生的诊断并不意味着她的热情和信心不会有结果。

“在这个世界上最坚强的人是孤独地、只靠自己站着的人。”这样的人即使濒临绝望，也依然能认清自己和世界，进而改变自己的所有本质，超越自身和一切的痛苦，进入真正自主的世界。赤橙黄绿青蓝紫，谁都应该有自己的一片天地和特有的亮丽色彩。你应该果断地、毫不顾忌地向世人宣告并展示你的能力、你的风采、你的气度、你的才智。在生活道路上，必须善于做出抉择，不要总是踩着别人的脚步走，不要总是听凭他人摆布，而要勇敢地驾驭自己的命运，调控自己的情感，做自己的主宰，做命运的主人。

一位成功人士回忆他的经历时说："小学六年级的时候，我考试得了第一名，老师送我一本世界地图，我好高兴，跑回家就开始看这本世界地图。很不幸，那天轮到我为家人烧洗澡水。我就一边烧水，一边在灶边看地图，看到一张埃及地图，想到埃及很好，埃及有金字塔，有埃及艳后，有尼罗河，有法老王，有很多神秘的东西，心想长大以后如果有机会我一定要去埃及。

"看得入神的时候，突然有一个大人从浴室冲出来，胖胖的围一条浴巾。用很大的声音跟我说：'你在干什么？'我抬头一看，原来是我爸爸，我说：'我在看地图。'爸爸很生气，说：'火都熄了，看什么地图！'我说：'我在看埃及的地图。'我父亲跑过来'啪、啪'给我两个耳光，然后说：'赶快生火，看什么埃及地图！'打完后，踢我屁股一脚，把我踢到火炉旁边去，用很严肃的表情跟我讲：'我向你保证！你这辈子不可能到那么遥远的地方！赶快生火！'

"我当时看着我爸爸，呆住了，心想：我爸爸怎么给我这么奇怪的保证，真的吗？这一生真的不可能去埃及吗？20年后，我第一次出国就去埃及，我的朋友都问我：'到埃及干什么？'那时候还没开放观光，出国是很难的。我说：'因为我的生命不能被别人设定。'自己就跑到埃及旅行。

"有一天，我坐在金字塔前面的台阶上，买了张明信片寄给我爸爸。我写道：'亲爱的爸爸：我现在在埃及的金字塔前面给你写信，记得小时候，你打我两个耳光，踢我一脚，保证我不能到这么远的地方来，现在我就坐在这里给你写信。'写的时候感触很深。我爸爸收到明信片时跟我妈妈说：'哦！这是哪一次打的，怎么那么有效？一脚踢到埃及去了。'"

在宇宙的中心，回响着那个坚定神秘的音符："我"，如果你听从它的呼唤，致力于你所决定保持的东西，那么你必将突破别人对你的设定，牢牢掌控你的命运。正如泰戈尔所说："我存在，乃是所谓生命的一个永久的奇迹。"

第二节 拖延是毁掉前程的恶魔

《明日歌》唱道："明日复明日，明日何其多！我生待明日，万事成蹉跎。"这里就在说明拖延给我们的生活带来的影响。生活中拖延的现象屡见不鲜，但拖延久了，事事拖延，就养成了一种习惯，这种习惯势必让你产生病态的拖延心理。拖延心理会让人一事无成，甚至毁掉你的前程。所以生命一定要克制拖延，克制拖延你才能成功。

拖延是一种错误的生活

"明天，明天，还有明天"，很多人总是在这样的自我安慰中度过一个又一个今天，殊不知，时间滔滔不息地奔赴终点，当你把今天应该完成的事拖到明天去做时，这个"明天"就足以把你送进坟墓了。

深夜，一个危重病人迎来了他生命中的最后一分钟，死神如期来到了他的身边。在此之前，死神的形象在他脑海中几次闪过。他对死神说："再给我一分钟好吗？"死神回答："你要一分钟干什么？"他说："我想利用这一分钟看一看天，看一看地。我想利用这一分钟想一想我的朋友和我的亲人。如果运气好的话，我还可以看到一朵绽开的花。"

死神说："你的想法不错，但我不能答应。这一切早已留了足够时间让你去欣赏，你却没有像现在这样去珍惜，你看一下这份账单：在 60 年的生命中，你有 1/3 的时间在睡觉；剩下的 40 多年里你经常拖延时间；曾经感叹时间太慢的次数达到了10000，平均每天一次。上学时，你拖延完成家庭作业；成人后，你抽烟、喝酒、看电视，虚掷光阴。

“我把你的时间明细账罗列如下：做事拖延的时间从青年到老年共耗去了36500小时，折合1520天。做事有头无尾、马马虎虎，使得事情不断要重做，浪费了大约300多天。因为无所事事，你经常发呆；你经常埋怨、责怪别人，找借口、找理由、推卸责任；你利用工作时间和同事侃大山，把工作丢到了一旁毫无顾忌；工作时间呼呼大睡，你还和无聊的人煲电话粥；你参加了无数次无所用心、懒散昏睡的会议，这使你睡眠远远超出了20年；你也组织了许多类似的无聊会议，使更多的人和你一样睡眠超标；还有……”

说到这里，这个危重病人就断了气。死神叹了口气说：“如果你活着的时候能节约一分钟的话，你就能听完我给你记下的账单了。哎，真可惜，世人怎么都是这样，还等不到我动手就后悔死了。”

每个人的生命都是有限的，当拖延成为你的习惯时，死神也就在不知不觉中来临了。你可以给自己时间，但生命却不会给你时间，正如中国古代诗人李商隐所吟诵的“人间桑海朝朝变，莫遣佳期更后期”。

人为什么会被“拖延”的恶魔所纠缠，很大的原因在于当认识到目标的艰巨时所采取的一种逃避心理，能以后再面对的就以后再面对，只要今天舒服就行，拖延就这样成了“逃避今天的法宝”。而逃避是弱者最明显的特征。

有些事情你的确想做，绝非别人要求你做，尽管你想，但却总是在拖延。你不去做现在可以做的事情，却想着将来某个时间来做。这样你就可以避免马上采取行动，同时你安慰自己并没有真正放弃决心。你会跟自己说：“我知道我要做这件事，可是我也许会做不好或不愿意现在就做。应该准备好再做，于是，我当然可以心安理得了。”每当你需要完成某个艰苦的工作时，你都可以求助于这种所谓的“拖延法宝”，这个法宝成了你最容易，也是最好的逃避方式。

拖延自己的时间，往往有1/3的原因是自我欺骗，另外2/3是逃避现实。之所以坚持自己这样的拖延行为，还因为你自己从其中得到了一些“好处”：

通过拖延，你显然可以不去做那些令自己感到头疼的事，有些事情你害怕去做，有些事情你想做又害怕行动。

欺骗自己的各种理由让你心安理得，因为你觉得自己还是个实干家，也许就是慢一点的实干家。

只要能一拖再拖，你就可以永远保持现状，无须力求改进，也不必承担任何随之而来的风险。

你厌倦生活，你抱怨说是其他人或一些琐事让你情绪消沉，这样你便轻松摆脱责任，并且推卸给客观环境。

你通过拖延时间，让自己在最短的时间内完成工作，如果做得不好，你会说：“我时间不够！”

你找借口不做任何没把握的事情，以避免失败，这样你觉得自己还真不是个低能的人。

就这样，拖延成了你用来逃避的通行证，你和社会上千万人一样像草木般活着，遇到任何困难都不当机立断，任其耽误下去。

人的本质都是懦弱的，从这一点上说，拖延和犹豫是人类最合乎人情的弱点，但是正因为它合乎人情，没有明显的危害，所以无形中耽误了许多事情，因此而引起的烦恼，实在比明显的罪恶还要厉害。你拖延得了一时，却拖延不过一世，今天你利用拖延这张证件避免了危险和失败，但这样做又能达到怎样的目的呢？在你避免可能遭到失败的同时，你也失去了取得成功的机会。

拖延吞噬你的成功

你的抱负和梦想，是怎么化为灰烬的？是拖延，如果你打算用你的白日梦和你从没按时履行过的计划表来实现梦想，等待你的只有生命的损耗和机会的擦肩而过。

李明大学毕业，在北京干过很多工作，就是没有一个待的时间超过3个月的，原因是李明自小养成一个拖拉的坏习惯，干什么事都是今天推明天，明天推后天，推来推去什么事也没干成。就拿当初考大学来说，要不是他妈妈天天逼着学习，至今恐怕还在复习呢！就因为这个毛病，李明求职过的很多公司都辞退了他，谁也不愿和一个“三天打鱼，两天晒网”、办事拖拖拉拉的人共事。

不久，李明又去一家公司求职，这家公司也觉得李明有市场策划的才能，决定经试用后再录用他。巧的是这家公司也让他用半个月的时间搞个市场策划。这次李明吸取了上次的教训，决心改掉自己办事拖延的坏毛病，他安排用一周时间搞市场调查，用5天时间写出规划，3天时间进行修改。这样，用不到15天就能完成工作任务。开始几天李明不辞辛苦地奔波于各大市场进行调查，可没坚持几天，拖延的老毛病又犯了，10天过去了材料还没动笔写，一天经理要看他写的市场策划材料，他推脱还不到交稿时间。经理见到交稿时间只有3天了，还没出成稿，嫌他办事拖延，对工作极不认真，就对他说：“你也不用写了，从明天起你就不用来上班了。”这个公司又因为李明办事拖延把他给解雇了。

或者你目前还没遭遇到李明的惨败，但是你是不是有着这样一种经历：清晨，闹钟把你从睡梦中叫醒，想着自己所定的计划，同时却感受着被窝里的温暖，一边对自己说“该起床了”，一边又不断地给自己寻找借口——再等一会儿。于是，在忐忑不安之中，又躺了5分钟，甚至10分钟。

类似的情况在我们的生活中经常会遇到，如果哪天你把一天的时间记录一下，会惊讶地发现，“拖延耗掉了我们很多的时间”。很多情况下，拖延是因为人的惰性在作怪，每当自己要付出劳动时，或做出抉择时，我们总会为自己找出一些借口、安慰，总想让自己轻松些、舒服些。有的人能在瞬间果断地战胜惰性，积极主动地面对挑战；而有的人却深陷于“激战”的泥潭，自己被主动性和惰性拉来拉去，不知所措，无法定夺……时间就这样被一分一秒地浪费了。其实拖延就是纵容惰性，也就是给了惰性机会，如果形成习惯，它会很容易消磨人的意志，使你对自己越来越失去信心，怀疑自己的毅力，怀疑自己的目标，甚至会使自己的性格变得犹豫不决，养成一种办事拖拉的工作作风。

当然，有时拖延是因为考虑过多、犹豫不决造成的。比如，有一方案即使在会议上已经通过，经理还在考虑万一职工有意见怎么办，万一上级领导有看法怎么办，非要再拖它半月 20 天才去实施，诸如此类的事情每一天都在我们的身边发生。

适当的谨慎是必要的，但谨慎过头就是优柔寡断，更何况很多像早上起床这样的事是没必要作任何考虑的，所以，我们要想尽一切办法不去拖延，而不是想尽一切借口去拖延。绝不能让“我是不是可以等一等”的念头控制自己。

爱默生曾说：“紧驱他的四轮车到别的星球上去的人，倒比在泥泞的道上追踪蜗牛行迹的人，更容易达到他的目标！”当你准备把今天的事情放到明天去做时，你应该想想到底有多少明天在等着你，到底有多少机会在等着你，今天的太阳明天还会升起吗？

克服拖延有法可循

生活中，你搁置了多少想法、多少梦想、多少计划，这一切都源于你的决定没有坚决地付诸行动。而你又为自己的拖延找到了多少借口。所以，人生在世，我们要美好地活着，就意味着拒绝拖延，今天的事今天做。

当你告诉自己“这件事可以缓一缓”、“我今天已经做了很多事，可以奖励自己放松一下了”、“明天什么事也没有，不如明天做”、“今天天气很难得，不能呆在屋里”的时候，要注意了，你已经滋生了拖延的习惯。

如果你是个办事拖拉的人，你大概在浪费大量的宝贵时间。这种人花许多时间思考要做的事，担心这个担心那个，找借口推迟行动，又为没有完成任务而悔恨。在这段时间里，他们本来能完成任务而且早应转入下一个环节了。

所以，一定要找到可以有效对付拖拉作风的方法：

1. 确定一项任务是否非做不可

当我们感觉一项任务不重要，做起来自然会拖拖拉拉，若是这项任务真的不重要，就立刻取消它，而不是既拖延又后悔。有效分配时间的重要一环，是取消可有可无的任务。应该从你的日程表中把乱糟糟的东西清除。

2. 把任务委托给其他人

有时候，任务是能完成的。但是你不喜欢做。你不愿意可能与你的兴趣或专长有关，这时如果你把任务委托给一个比你更适合做、更乐意做的人，你和他就都成了赢家。

3. 确定好处与优势，立即行动起来

我们往往因为看不到完成一项任务有什么好处而拖拖拉拉。也就是说，我们做这项任务时付出的代价似乎高于做完之后得的好处。应付这个问题的最佳办法是从你的目标与理想的角度来分析这个任务。如果你有个重大目标，那你就比较容易拿出干劲去完成有助于你达到目标的任务。

4. 养成好习惯

许多人的拖延已经成了习惯。对于这些人，一切理由都不足以使他们放弃这个消极的工作模式去完成一项任务。如果你有这个毛病，你就要重新训练自己，用好习惯来取代拖延的坏习惯。每当你发现自己有拖沓的倾向时，静下心来想一想，确定你的行动方向，然后给自己提一个问题："我最快能在什么时候完成这个任务？"定出一个最后期限，然后努力遵守。渐渐地，你的工作模式会发生变化。

"快！快！快！为了生命加快步伐！"这句话常常出现在英国亨利八世统治时代的留言条上警示人们，旁边往往还附有一幅图画，上面是没有准时把信送到的信差在绞刑架上挣扎。当时还没有邮政事业，信件都是自政府派出的信差发送的，如果在路上延误就会被处以绞刑。

“明天”是魔鬼的座右铭。整个历史长河中不乏这样的例子，很多本来智慧超群的人，留下的仅仅是没有实现的计划和半途而废的方案。对懒散的人来说，明天是他们最好的搪塞之词。

有两句充满智慧的俗语说得好：一句是“趁热打铁”，另一句是“趁阳光灿烂的时候晒干草”。

很少有人注意到自己通常在什么时候比较懒散倦怠。有的人是在晚饭后，有的人是午饭后，还有的在晚上 7 点钟以后就什么都不想干了。每个人一天的生活往往都有一个关键时刻，如果这一天不想白过的话，一定不要浪费这个时刻。对大多数人而言，早晨几小时往往是这一天会不会过得充实的关键时刻。

拖延是一种疾病，对那些深受拖延之苦的人来说，唯一的办法就是做出果断的决定。否则，这一疾病将成为摧毁胜利和成就的致命武器。通常来说，爱拖延的人就是失败的人。

扫码获取更多资源

第三节 懒惰是人心的腐化剂

惰性是每个人身上都时隐时现的“敌人”，有很多人无法克制自己的懒惰情绪，无法激励自己的干劲。因此，也就无法打败惰性。

俗话说，“懒惰是死海，会吞没一切道德”。人一旦懒惰，就会滋生恶习，人生就会滑入谷底。克服懒惰的关键要有决心，有信心，有恒心，只有这样，你才能克服生活中的困难，从一个成功走向另一个成功。

慵懒是人性的劣根

在这个社会上，不论什么人要想做成一件事，都必须抗击来自人性中慵懒的缺点，使外界的逼迫变为内心的自觉。

这是因为绝大多数的人都喜欢舒适，能站着拿到东西绝对不会跳起来，能坐着拿到东西绝对不会站起来，能躺着拿到东西绝对不会坐起来。舒适又是个极坏的东西，它是滋生慵懒的温床，腐朽、堕落等劣根大多因舒适而衍生。

城市附近有一个湖，湖面上总游着几只天鹅，许多人专程开车过去，就是为了欣赏天鹅的翩翩之姿。

“天鹅是候鸟，冬天应该向南迁徙才对，为什么这几只天鹅却终年定居，甚至从未见它们飞翔呢？”渐渐地，有人这样问湖边垂钓的老人。

“那还不简单吗？只要我们不断地喂它们好吃的东西，等到它们长肥了，自然无法起飞，而不得不待下来。”

圣若望大学门口的停车场，每日总看见成群的灰鸟在场上翱翔，只要发现人们丢弃的食物，就俯冲而下。

它们有着窄窄的翅膀、长长的嘴、带蹼的脚。这种“灰鸟”原本是海鸥，只为城市的垃圾易得，而宁愿放弃属于自己的海洋，甘心做个“清道夫”。

湖上的天鹅，的确有着翩翩之姿，窗前的海鸥也实在翱翔得十分优美，但是每当看到高空列队飞过的鸿雁，看到海面乘风破浪的鸥鸟，就会为前者感到悲哀，为前者的命运担忧。

鸟因惰性而生归殊途，人也会因惰性而走向堕落。如果想战胜你的慵懒，勤劳是唯一的方法。对于人来说，勤劳不仅是创造财富的根本手段，而且是防止被舒适软化、涣散精神活力的“防护堤”。

有位妇人名叫雅克妮，现在她已是美国好几家公司的老板，分公司遍布美国 27 个州，雇用的工人达 8 万多。

她原本却是一位极为懒惰的妇人，后来由于她的丈夫意外去世，家庭的全部负担都落在她一个人身上，而且还要抚养两个子女，在这样贫困的环境下，她被迫去工作赚钱。她每天把子女送去上学后，便利用余下的时间替别人料理家务，晚上，孩子们做功课时，她还要做一些杂务。这样，她懒惰的习性就被克服了。后来，她发现很多现代妇女都外出工作，无暇整理家务。于是她灵机一动，花了 7 美元买清洁用品，为有需要的家庭整理琐碎家务。这一工作需要自己付出很大的勤奋与辛苦。渐渐地，她把料理家务的工作变为一种技能。后来甚至大名鼎鼎的麦当劳快餐店居然也找她代劳。雅克妮就这样夜以继日地工作，终于使订单滚滚而来。

慵懒是人的一种劣根性，为了做成某件事，必须与它抗争，超越这种劣根性的钳制。但是这种抗衡和超越不容易是心甘情愿的，一开始总要由一些外力来强制，进而才能逐渐内化为恒定的精神和行为习惯。

一旦养成恒定的勤劳习惯，往往就会拥有一份稳定的愉快心情。因为它专注，意念与行为协调归一，所以恶劣的情绪便没有潜入的机会。更没有盘踞的空间。一个进入勤劳状态的人，心灵中就不会有长久驻足的慵懒。所以，克服慵懒最直接、最有效的方法就是使自己忙碌起来。

业精于勤荒于嬉

《颜氏家训》说："天下事以难而废者十之一，以惰而废者十之九。"惰性往往是许多大学生虚度时光、碌碌无为的性格因素。惰性集中表现为拖拉，就是说可以完成的事不立即完成，今天推明天，明天推后天。许多大学生奉行"今天不为待明朝，车到山前必有路"。结果，事情没做多少，青春年华却在这无休止的拖拉中流逝殆尽了。

"业精于勤荒于嬉。"产生惰性的原因就是试图逃避困难的事，图安逸，怕艰苦，积习成性。人一旦长期躲避艰辛的工作，就会形成习惯，而习惯就会发展成不良性格倾向。

比尔·盖茨说："懒惰、好逸恶劳乃是万恶之源，懒惰会吞噬一个人的心灵，就像灰尘可以使铁生锈一样，懒惰可以轻而易举地毁掉一个人，乃至一个民族。"这给我们敲响了警惕之钟。

懒惰，从某种意义上讲就是一种堕落、具有毁灭性的东西，它就像一种精神腐蚀剂一样，慢慢地侵蚀着你。一旦背上了懒惰的包袱，生活将是为你掘下的坟墓。马歇尔·霍尔博士认为："没有什么比无所事事、懒惰、空虚无聊更为有害的了。"

一位母亲在出门前，怕自己的儿子饿着，给他烙了几张足以吃半月的大饼；又怕儿子懒得动手，就又给他套在脖子上。然而当她一周后回家时，看到儿子已经饿死了，大饼却剩下一大半。原来儿子只将脖前的饼啃掉，啃完后又懒得用自己的手去转一下，以便吃到另一面。结果就饿死了。

这个故事虽然有些夸张，却说明了懒惰的恶劣本质。一个连自己的手都懒得抬起，害怕或不愿意付出相应劳动的青少年，还能奢望拥有什么呢？

懒惰者是不能成大事的，因为懒惰的人总是贪图安逸，遇到一点儿风险就吓破了胆，另外，这些人还缺乏吃苦实干的精神，总存有侥幸心理。而成大事之人，他们更相信“勤奋是金”。不经历风雨怎么见彩虹，一个人怎能随随便便成功？所以在被懒惰摧毁之前，你要先学会摧毁懒惰。现在开始，摆脱懒惰的纠缠，不能有片刻的松懈。

业精于勤荒于“懒”。懒惰是学习的大敌，是工作的大敌，是生活的大敌。一个人的懒惰只是个人的不幸，一个民族的懒惰，则是整个民族的悲哀！我们肩负着中华民族伟大复兴的历史使命，全面建设小康社会，需要我们每个人打起十二分的精神，艰苦创业，勤奋工作。

勤奋，懒惰的天敌

“懒惰”是个很有诱惑力的怪物，一生中谁都会与这个怪物相遇。比如，早上躺在床上不想起来，起床后什么事也不想干，能拖到明天的事今天不做，能推给别人的事自己不做，不懂的事自己不想懂，不会做的事自己不想做……“懒惰”是人类最难克服的一个敌人，许多本来可以做到的事，都因为一次又一次的懒惰拖延而错过了成功的机会。所以，要想改变懒惰的现状，一定要走上勤奋的道路。

一位哲人曾经说过：“世界上能登上金字塔顶的生物只有两种：一种是鹰，一种是蜗牛。不管是天资极佳的鹰，还是资质平庸的蜗牛，能登上塔尖，极目四望，俯视万里，都离不开两个字——勤奋。”

一个人的发展与成长，天赋、环境、机遇、学识等外部因素固然重要，但重要的是自身的勤奋与努力。没有自身的勤奋，就算是天资极佳的雄鹰也只能空振双翅；有了勤奋的精神，就算是行动迟缓的蜗牛也能雄踞塔顶，观千山暮雪，览万里层云。成功不单纯依靠能力和智慧，更要靠每一个人自身孜孜不倦地勤奋工作。

“勤奋是通往荣誉圣殿的必经之路！”

这是古罗马皇帝临终前留下的遗言。古罗马人有两座圣殿，一座是美德的圣殿，一座是荣誉的圣殿。他们在安排座位时有一个顺序，必须经过前者的座位，才能达到后者——勤奋是通往荣誉圣殿的必经之路。

人生路上，要想到达成功的圣殿，唯一的一条道路也是勤奋。

艾伦是一个公司的速记员，一个星期六下午，同事们约好了去看球赛，这时公司的一位律师走进来问艾伦，去哪儿能找到一位速记员来帮忙。艾伦告诉他，公司所有速记员都看球赛去了，如果晚来 5 分钟，自己也会走。艾伦又说："球赛随时都可以看，工作第一，让我来帮你吧。"

律师问艾伦应该付多少钱给艾伦，艾伦开玩笑地回答："哦，既然是你的工作，大约 1000 元吧。换了别人，我就白帮忙。"律师笑了笑，向艾伦表示谢意。

艾伦确实是在开玩笑，把 1000 元的事忘得一干二净。但在 6 个月后，律师却支付他 1000 元，还邀请艾伦到自己公司工作，薪水比现在高一倍。

艾伦只是在不经意间多做了一点点事情，结果却得到如此巨大的回报。这样看来，比别人勤奋一点点，你将会受益匪浅。

另一位成功人士汤姆也是得益于因勤奋而多做的一件小事。汤姆这样讲述他成功的起源，他说："我刚开始踏上社会时，在一家五金店工作，每年才挣 75 美元。有一天，一位顾客买了一大批货物，有铲子、钳子、马鞍、盘子、水桶、积箩筐等。货物堆放在独轮车上，装了满满一车，就是一匹骡子拉起来也会觉得吃力。送货虽然不是我的事情，但我还是自告奋勇要去送，我为自己有力气能推得动如此沉重的货物而感到自豪。

"半路上，车轮一不小心陷进了泥潭里，我使尽浑身的力气都推不动。幸好一位好心的商人驾着马车路过，用他的马拖起我的独轮车和货物，最后筋疲力尽的我还是将货物送到顾客家里。我仔细清点好货物的数目后才向顾客交付，一直到很晚才推着空车疲倦地返回商店。虽然，老板并没有因我的额外工作而奖励我，但我为自己的所作所为感到高兴。

"第二天，路上帮助我的那位商人来了，告诉我说，他发现我工作劲头十足，尤其注意到我卸货时清点物品数目的细心和专注，很是赏识我，他需要我这样的人给他做事，于是给我一个年薪500美元的职位，问我是否肯接受。当然，我愉快地接受了这份工作，以后发展得越来越好，最终有了今天的成就。”

从这些成功者的例子可以看出，多想想“我能为公司做些什么”并不是一件多余的事情。很多人认为，只要完成分配的任务就可以了，但如果你只想这些还远远不够，你还需要多做一些事情，多承担些责任。也许你的付出无法立刻得到相应的回报，也不要灰心失望，只要你一如既往地投入，回报可能会在不经意间，以出人意料的方式出现。你付出的努力如同存在银行里的钱，当你需要的时候，它随时都会为你服务；当你不需要时，它也会为你的储蓄升值。所以拒绝懒惰，走向勤奋吧，只有这样，你才能拥有一个美好的明天。

第四节　冲动是厄运的导火索

冲动是指在理性不完整的状况下的心理状态和随之而来的一系列恶性行为，打架斗殴、杀人越货都是在冲动的意识下发生的犯罪行为。冲动的正面是冷静，冷静的本质又是理智，只有理智的人才能真正驾驶驭自己的人生，只有在理性的指导下才能拥有平安稳定的一生。

冲动只会带来厄运

大多数成功者，都是能够把情绪控制得收放自如的人。这时，情绪已经不仅仅是一种感情的表达，更是一种重要的生存智慧。如果控制不住自己的情绪，随心所欲，就可能带来毁灭性的灾难。情绪控制得好，则可以帮你化险为夷。

一头驴子和一头野牛十分要好。它们经常在一起玩要，吃草。一天，它们发现一个农夫的果园，果园里有绿油油的青草，还有成熟的果子。于是它们偷偷地进入果园，在里面悠闲地吃着青草和树上的果子。而园丁一点也没有察觉。驴子吃饱之后，很想引吭高歌一曲，野牛就对驴子说：“亲爱的朋友,看在上帝的分上,你就忍耐一下,等我们出了果园,你再唱歌吧！”

驴子说：“我现在真的很想唱歌，作为朋友，你应当支持我才行！”

“可是，可是，要是你一唱歌的话，园丁就会发觉，我们就跑不掉了！”

驴子觉得野牛根本不能理解自己现在的心情，它说："天下再也没有什么比音乐和歌曲更优雅，更能感动人的了。可惜你对音乐一窍不通，我怎么找了你做朋友呀？"

驴子终于还是没有接受野牛的建议，开始高歌起来，它一唱歌，园丁马上发现了驴子和野牛，就把它们全给逮住了。

驴子的冲动，既害了朋友，又害了自己。驴子想唱首歌表达自己兴奋的心情，这也是可以理解的。但是，为了一时的宣泄而不顾情境是否危急，一时兴起就放纵自己，致使冲动酿成了悲剧。

现实生活中许多人也是这样。一旦侥幸得逞，就盲目乐观。不顾自己的真实处境，看不到自己面临的潜在威胁，控制不住自己的情绪，任性妄为，结果引火烧身，给自己和朋友带来不必要的麻烦。

所以，你要学会控制自己的冲动。学会审时度势，千万不能放纵自己。每个人都有冲动的时候，尽管它是一种很难控制的情绪。但不管怎样，你一定要牢牢控制住它。否则一点细小的疏忽，可能贻害无穷。

下面的情形更是生活中常见的冲动。

早晨八点是上班的高峰期，李明开车去上班，由于车流量很大，眼看就要迟到了。车龙好不容易向前移动了一点，可前面的司机偏偏像睡着了一样，丝毫不动弹。李明开始冒火了，拼命地按喇叭，可前面的司机依然不为所动。李明气极了，他握住方向盘的手开始发白，仿佛紧紧地卡住前面司机的脖子，额头开始冒汗，心跳加快，满脸怒容。真想冲上去把那个司机从车里扔出来！

他简直无法控制自己了，车还是停滞不前，他终于冲上前去，猛敲车门，结果前面的司机也不甘示弱，打开车门，冲了出来。就这样，一场恶斗在大街上开始了，结果李明打碎了那个人的鼻梁骨，犯了故意伤人罪。等待他的将是法律的严惩，这下不仅没赶上上班的时间，反而连工作也彻底丢了，这一切都是他的冲动带来的。

培根说："冲动，就像地雷，碰到任何东西都一同毁灭。"如果你不注意培养自己冷静理智、心平气和的性情，培养交往中必需的沉着，一旦碰到“导火线”就暴跳如雷，情绪失控，就会把你最好的人生全都炸掉，最后只会让自己陷入自戕的囹圄。

冷静安详修正果

许多人因缺少自我控制，不冷静沉着，情绪因为毫无节制而躁动不安，因不加控制而浮沉波动，因为焦虑和怀疑而饱受摧残。

只有冷静的人，才能够控制自己的情绪，才可以“终成正果”。

禅师正在打坐，这时来了一个人。他猛地推开门，又“砰”地关上门。他的心情不好，所以就踢掉鞋子走了进来。

禅师说：“等一下！你先不要进来。先去请求门和鞋子的宽恕。”

那人说：“你说些什么呀？我听说这些禅宗的人都是疯子，看来这话不假，我原以为那些话是谣言。你的话太荒唐了！我干吗要请求门和鞋子的宽恕啊？这真叫人难堪……那双鞋子是我自己的！”

禅师又说：“你出去吧，永远不要回来，你既然能对鞋子发火，为什么不能请它们宽恕你呢？你发火的时候一点也没有想到对鞋子发火是多么愚蠢。如果你能同冲动相联系为什么不能同爱相联系呢？关系就是关系，冲动是一种关系。当你满怀怒火地关上门时，你便与门发生了关系，你的行为是错误的，是不道德的，那扇门并没有对你干什么事。你先出去，否则就不要进来。”

禅师的启发像一道闪电，那人开始领悟了。

于是，他先出去了。也许这是他一生中的第一次，他抚摸着那扇门，泪水夺眶而出，他抑制不住涌出的眼泪。当他向自己的鞋子鞠躬时，他的身心发生了巨大的变化。

禅师的话起到了醍醐灌顶的作用，的确，没有平和的心态，一味地冲动是无法走向成功的。只有冷静理智的人才能与成功结缘。

在生活中，人们总会遇到令人烦恼、愤恨甚至悲伤的事情。因此产生种种情绪，最终导致心身疾病的发生，此时你应该调节与控制自己的情绪，保持冷静安详的心境。下面几种方法你不妨试试：

1. 意识调节

人的意识能够调节情绪的发生和强度，一般来说，思想修养水平较高的人，能更有效地调节自己的情绪，因为他们在遇到问题时，善于明理与宽容。

2. 语言调节

语言是影响人的情绪体验与表现的强有力工具，通过语言可以引起或抑制情绪反应，如林则徐在墙上挂有“制怒”二字的条幅，这是用语言来控制与调节情绪的例证。

3. 注意转移

把注意力从自己的消极情绪上转移到其他方面上去，俄国文豪屠格涅夫劝告那些刚愎自用、喜欢争吵的人：在发言之前，应把舌头在嘴里转十个圈。这些劝导，对于缓和激情是非常有益的。

4. 行动转移

此法是把情绪转化为行动的力量，即把怒气转变为从事科学、文化、学习、工作、艺术、体育的力量。

5. 释放法

让愤怒者把有意见的、不公平的、义愤的事情坦率地说出来，以消怒气，或者面对着沙包、人头面像猛击几拳，可达到松弛神经功能的目的。

6. 自我控制

人们还可以用自我调控法控制情绪。即按一套特定的程序，以机体的一些随意反应去改善机体的另一些非随意反应，用心理过程来影响生理过程，从而达到松弛入静的效果，以解除紧张和焦虑等不良情绪。

7. 静观与内省

静观与内省是用反观自身的方式，发现自身存在的问题并消除不良情绪的一种自我调节方法。在受到不良情绪的困扰时，选择一种自己感觉比较舒适的方式，或坐或卧，慢慢地通过调节呼吸或放松使心情平静，将精神集中到自己的思想活动上，观察自己头脑中正在出现的念头，让它随来随去，不去执着地想它，也不期待未出现的念头的到来，慢慢地你就会进入一种平静而舒适的状态。进入这种状态后，再回顾一下，自己为什么会感到苦恼、压抑、烦闷与不安，一次找不出原因也没关系，坚持练习一段时间，一旦抓住了感觉，就会很容易发现自己不良情绪产生的原因，并对自己的思维活动和行为作必要的调节。

8．自信心训练

自信心训练是通过增强个人对生活、工作和学习的信心，来摆脱不良的情绪困扰。仅仅靠心理医生的指导和训练是远远不够的，真正的自信心训练要贯穿于生活的每时每刻，即在做每一件事之前从从容容。首先要看到自己的优势与长处，这是树立自信心的第一步；其次，在做每一件事时，要全身心地投入，尽自己的努力去做，不要有不必要的担心；第三，面对暂时的挫折，不要后退，要想方设法去克服。几次成功的经验会使你的自信心增强，进而摆脱因缺乏自信心而带来的困扰。

冷静安详是智慧美丽的珍宝，它来自长期耐心的自我控制；冷静是一种成熟的经历，来自于对事物规律不同寻常的了解。一个冷静的人不会在任何事情面前大惊小怪，而会在大风大浪中如岩石般屹立于海岸，岿然不动。保持冷静，就会拥有处变不惊、泰然自若的人生。

第五章

歧路行为的心理调适

人是需要活动的，但是人类社会的复杂性，决定了人不能只从事简单的物理活动，人的所有行为都是在一定的社会规则和道德规范下进行的。如果超出了这些界限，任何行为都属于不正常的行为，如果长期从事这种行为，那么人的一生就很容易因为走入歧途而被葬送。

第一节 不做网络的“醉”爬虫

网络的作用和魅力是众所周知的，网虫一度成为时尚和先进的代表，然而过度沉溺于网络，就可能成为一个染上网瘾的“醉爬虫”。那些具有网瘾的人上网时间失控，欲罢不能，竟然达到废寝忘食、如痴如醉的程度。久而久之，不仅会出现情绪低落、头昏眼花等生理疾病，还会有悲观厌世、愤世嫉俗的心理疾病，所以，戒除“网瘾”势在必行。

网络现状担忧

据悉，互联网发展到今天，社会上已经有相当大的一部分人染上了网瘾，而更令人担忧的是这些人中占多数的是未成年人，他们不仅爱上网，而且迷上网络，难以自拔。诚然在教育环境上，在电子信息时代的大环境下，电脑和网络成为青少年不可或缺的学习工具，但缺乏有效引导的中学生更多的是把电脑和网络当成一种娱乐工具。由此引发的悲剧更让人触目惊心。

与其他孩子相比，杨铮的童年实在算不上幸福。从他记事开始，他不仅亲眼目睹了父母吵架的恶状，更要倾听父母在他耳边数落对方的种种不是。后来，他父母终于离婚，他跟妈妈一起生活。

从小开始，杨铮的性格就非常内向。迷上网络游戏的时候，他正读初三，功课已经很紧了。虽然他的功课一落千丈，但那段时间是他最快乐的日子。

杨铮的妈妈工作忙碌，自己也不知道怎么样才能解决儿子的问题，她请一位有经验的任女士帮自己。

有一天，杨铮的电脑坏了，他自己也修不好。借着这个时机，他妈妈就请任女士到家里帮着修电脑。任女士看到杨铮目光冷淡，神情呆滞，而且处处表现出不友好。任女士决定要拯救这个孩子。

最后电脑没有修好，当然是任女士故意的，她想让杨铮离开电脑一段时间。可是万万没想到，没有电脑的日子，杨铮拿着自己的一把木头剑到处乱戳，床单、衣服都被他戳了很多个窟窿。痛苦的他甚至举着木剑向妈妈咆哮："我受不了了，电脑再修不好，我就打你了！"

杨铮的妈妈和任女士组成了联盟，她们找各种借口不修好电脑。"刚开始说电脑是他姥爷出的钱，修也得让姥爷修，拖了一段时间。后来又找了个专家跟孩子说，电脑要修好需要几千块钱，家里已经没有这么多钱给你修了。"杨铮的妈妈说。就这样，三个月里，杨铮暂时告别了电脑。

但这三个月中，无论杨铮还是家人都感到到万分煎熬。"孩子说没有电脑就要打我，我做妈妈的当然非常痛苦。但有什么办法？我总得先接纳他，即使他不去上学了，我也要平静接受。"杨铮的妈妈最后流着泪哭诉。

杨铮的妈妈只是千百万妈妈中的一员，目前有这样遭遇的母亲已经屡见不鲜，所有人都希望找出诱发"网瘾"的主要原因。

专家指出，抱着非常沉重的心情来看待网瘾患者也是不正确的，要相信孩子们会转变过来的。现在很多家长对孩子有种怕的感觉，怕孩子不上学，怕孩子不成材，由怕生怨、由怨生恨，产生一种情绪的对立，这样不但不能解决问题，而且还会加重悲剧的色彩。据此，专家总结了以下几种原因：

第一，父母的教育方法导致孩子成为网瘾患者。许多家长只懂得限制子女上网，而不懂得如何转移子女对上网的注意力，培养子女新的爱好。家长们不要给孩子轻易贴标签，什么自闭，有心理问题，切记不要这样。其实应该相信他们是懂道理的，对孩子们讲怎样正确对待电脑网络，"电脑是工具而不是玩具”、“会玩电脑不是英雄，会用电脑才是英雄”等。

第二，还有许多学习比较差的学生会因为得不到别人的承认而沉迷于网络。他们在日常的学习生活当中体会不到学习成功的乐趣，而上网打游戏，可以获得虚拟奖励，自我得到肯定，宣泄学习不成功带来的压抑。

第三，由于人际关系不好，希望上网逃避现实。许多学生虽然成绩不错，可是性格内向、猜忌心强，而且小心眼，碰到问题时没能得到及时解决就沉迷于网络，学习和生活受到严重影响。

当然，教育是个复杂的过程，在戒除网瘾的过程中，他们会不配合，更会出现反复。孩子在戒除网瘾之前最好不要碰电脑，这里有个间隔期。网络成瘾后一定要有一个真正的隔离期，这个时间对每个孩子都不一样，有的一个星期有的一个月。要遵循教育规律，不断尝试采用各种办法，耐心地打开他们心中的一个个死结，最终使他们彻底戒除网瘾。

网恋是一场噩梦

网络上的恋情，有着和现实中一样的酸甜苦辣，结局却更加扑朔迷离，更加莫测。网恋的影响不言而喻，长时间泡网无疑会缩减自己与亲人、朋友、同事交流的时间，自然也会对自己的家庭、生活和工作带来不便，甚至造成前所未有的家庭危急。由在线聊天和在线交流引起的“婚外情”正使越来越多的家庭走向解体，网恋已对我们传统的爱情、家庭观念和模式产生了前所未有的杀伤力。

网络不是伊甸园，网恋有时候是一朵美丽却含剧毒的情花！

面对冰冷的电脑，网恋的人陷入“热恋”和“神魂颠倒”的状态。为了素未谋面的网友，可以不吃饭，不睡觉，操着愈来愈熟练的键盘，敲出温馨甜蜜的话语。那种毫无顾忌的畅所欲言，那种直接打探对方内心深处的感觉，就像是另一种大麻、海洛因，不知不觉就上了瘾。

网恋如同一场流行病，在都市里迅速蔓延。

河北的吕先生在网上认识了河南的夏小姐，二人随着时间的推移，感情逐渐升温。二人不是上网聊天就是打电话谈心，几乎每天都要联络。在吕先生印象中，夏小姐是一位温柔体贴、善解人意的标准女友。自从夏小姐接受他的爱情后，吕先生就很想见见夏小姐，无奈二人工作都很忙，路途又遥远，见面计划一再搁浅。一天深夜，吕先生打电话给夏小姐，说了很久之后，夏小姐情不自禁，为吕先生深情地唱了半小时情歌，吕先生很受感动，决定无论如何都要尽快见到对他寄予深情的夏小姐。于是几天后，吕先生向公司请了一个星期的假，乘飞机赶到河南。谁知与夏小姐见面后，夏小姐的温柔体贴竟消失得无影无踪，对吕先生很是敷衍和淡漠，后来的几天对吕先生更是不闻不问。吕先生大惑不解，失望之余到公司找她。夏小姐抛过一句冷冰冰的话：你还真信了那种连面都没见过的爱情，我不过是随便玩玩的。说过之后夏小姐扬长而去。

受到重创的吕先生当天就伤心地回了河北，从此再也不上网聊天了。

网络把爱情包裹上了许多难以拆开的厚重的外壳。每拆一层，里面还会有一层。你开始被它吸引了，你虽然不想去了解最后会拆出什么，而只是感觉那种期望让你兴奋异常，让你全身充满激情。你每拆一层，你就会又进入下一层，你的感情投入也随之进入了下一层。你一层一层地走向那最后的结果。结果对你意味着什么？或许你运气好，能遇到你最后想要的东西，而更多的情况下，你费尽心机的结果可能让你后悔去拆开它。

大南瓜是他的网名，这个在现实中有点傻气的名字，在他一进聊天室就显示出诸多好处。聊天室里多的是哗众取宠的名字，只要能吸引人来和你聊天就是好的。所以，在遇到名为小茉莉的温柔女子之后，大南瓜还在庆幸自己选了这个名字。

大南瓜和小茉莉的聊天阵地从天窗转到了私聊，大南瓜的措辞也越来大胆，经过数月的鏖战，终于用甜言蜜语打动了小茉莉的心。可是，令大南瓜心烦的是，无论他怎么要求，小茉莉都不肯与他在现实中见一面，甚至连电话也不肯告诉他。若说是刚认识，女孩子矜持一点反倒是优点。可在网上已经这么亲密无间，而且大南瓜反复说明不期望小茉莉长得有多好看，上网的人谁不知道“网上无美女”。

这个疑窦直到他去朋友的公司谈业务时才解开。大南瓜无意中瞥到朋友的同事电脑上熟悉的界面，心口一热，那正是他每天必去的聊天室，等他再凑近一看这人的名字，大南瓜，他差点昏过去。如果不是亲眼所见，他不敢相信这个彪形大汉居然就是他朝思暮想的小茉莉。

互联网到处弥漫着谎言，流行着欺骗。

话虽然有些极端，却也说出部分事实。网络的隐蔽性和距离感使人们可以毫无顾忌地说谎和行骗。

网上的情感交流，不少人倾诉心事，也说尽了谎言。而且网络的聊天室也可能成为婚外恋的温床。一些媒体曾报道过这样一则新闻：妻子发现其丈夫的上网时间大大增加，开始还以为是工作所致，直到有一天截获了一位女子给其丈夫发来的电子邮件，才知道他们已经以情相许了，于是气愤地与丈夫一刀两断。

可以设想，当越来越多的人在虚拟的网络空间里，以虚拟的身份建立起虚拟的人际关系，我们现有的道德，不可避免将面临新的考验。

有人说，网恋是“一场噩梦”，梦醒时分，一切皆空。的确，网上没有法律和道德，到处充斥着愚弄、欺骗、虚伪，甚至邪恶和肮脏。

网络爱情对于每个人来说都是一个永远无法解开的谜底。恋人们沉浸其中，却又无法抓住它的真实；想远离它，却又无法抵御内心的渴望；中途退出，却又无法忍受相思之苦。

处于轻松而甜蜜的网络爱情当中的每个人都认为自己能控制全局，了解自己要什么，都能接受可能出现的结局。

但是当一切无法回避地出现时，当无法恒久地保持一段单纯的关系时，大多数人都会显得有些措手不及，甚至跌落冰冷的情感谷底。

戒除网瘾支招

长期以来，网瘾已成为危害人类的一大恶魔，有无数人正深陷网络的虚拟世界以至于无法自拔。如何戒除网瘾已成为全社会关注的中心话题，于是有关专家据此开出了“药方”。

1．不要把上网作为逃避现实生活问题或者消极情绪的工具。请注意：借网消愁愁更愁。理由之一是，当你几小时后下网的时候，问题仍然在那儿，“逃得过初一、逃不过十五”。理由之二是，你的上网行为在你不知不觉中已经得到了强化，上网——注意力从现实中转移——忘记生活烦恼，不需要几次，你就会如同巴甫洛夫的狗记住铃声会带来食物一样，记住上网能带来忘忧。以后，你一听到调制解调器的声音就会兴奋不已。

2．上网之前先订目标。每次花两分钟时间想一想你要上网干什么，把具体要完成的任务列在纸上。不要认为这个两分钟是多余的，它可以为你省 10 个两分钟，甚至 100 个两分钟。

3．上网之前先限定时间。看一看你列在纸上的任务，用一分钟估计一下大概需要多长时间。假设你估计要用 40 分钟，那么把小闹钟定到 20 分钟，到时候看看你进展到哪里了。如果嫌用闹钟麻烦的话，可以在电脑中安装一个定时提醒的小软件，在上网的同时打开，这样就能有效控制你的上网时间了。

这样，当你以后在电子技术带来的高科技海洋中遨游的时候，不要忘记以上几个提醒，这样，你的灵魂就不会在茫茫无边的虚拟空间中迷失方向。

第二节 不做酒中“瘾君子”

酒瘾往往是对生活现状或问题的逃避。古语说“借酒浇愁”。酒精起到了一个麻痹神经的作用，于是有人就沉醉于喝醉之后那种飘飘欲仙的感觉，并以此逃避现实中的困难。久而久之，酒瘾越来越大，到最后难以自拔。危害身心健康也给社会带来了不良的影响。

酒瘾给你带来了什么

酒不仅以其特有的醇香美味吸引着人们，饮酒后还会令人心情舒畅、忘却烦恼、全身放松、减轻疲劳、振奋精神。因此，酒成为世界各国人们喜爱的饮料之一。大量科学研究结果表明，偶尔或少量地饮酒对身体能起到活血化瘀的作用，对人的健康有益无害。但是如果长期过量地饮酒，嗜酒成瘾成为酒滥用者或酒依赖者，则对个人和社会就有害无益了。

电工班班长李长顺，五十多岁了，酒瘾特大。每天必喝，而且逢喝必醉。

李长顺 24 岁丧妻，膝下无子女，不知什么原因，他一直没有再娶。有人好奇便问他，他什么都不说；人们再问他，他扭头就走。人们都说他是个怪人。

李长顺喝酒有个习惯。他自己可以在值班期间狂喝海饮，但他绝不让他手下的 7 个小电工沾一滴酒。只要看到他们谁偷偷喝酒，他不仅严厉呵斥，而且还责令其回家写检查。手下的人为此深表不解。

一天晚上，正值电工小路值班，当他路过李长顺的办公室的时候，看到喝着酒嘴里还在不停地念叨着什么的班长。好奇心驱使小路走进了他的办公室。

小路真诚地劝说班长不要喝那么多酒，酒很伤身，并且让他多注意身体。听到这里，平时挺严肃的李长顺，突然放下手中的酒杯抱头大哭起来。一会儿，李长顺抬起头说：“你知道我为什么爱喝酒吗？有谁知道我心里的苦啊……”

原来，李长顺的妻子当年很漂亮，追求她的人很多，李长顺是通过朋友介绍认识她的。在那么多的追求者当中，李长顺靠的就是人老实、不喝酒赢得了妻子的欢心。因为他的妻子从小就对酒精过敏。

其实，当时李长顺很爱喝酒，只不过认识妻子那段时间，母亲有病，李长顺那点微薄的工资全部用在母亲的药上，没有多余的钱买酒。

结婚后，随着生活的好转，李长顺的酒瘾就犯了。为此妻子经常和他吵架。

一天，李长顺酒后工做出了事故，被调到离县城很远的一个山区乡镇。那段时间，李长顺很消沉。听邻居说丈夫消瘦了很多，平时极力反对丈夫喝酒的妻子特意备了两瓶酒去看望李长顺。从此，每个月的第一个星期天，妻子都会带酒去看望李长顺。

又盼到了妻子送酒的星期天，李长顺一直等到下午 4 点多，连妻子人影也没有看到。后来，听一个同事说，上午县城来的一辆班车出了车祸，车上人全部遇难。李长顺来不及听同事讲完，就朝出事地点奔去。还没找到妻子人影，就闻到一股扑鼻的酒精味……

从此，酒成了李长顺生命里的唯一依靠，也只有在喝醉的时候，才能看到妻子微笑着向他走来。

李长顺的遭遇只是酒精给人们带来的伤害的九牛之一毛，酒精的危害不仅仅如此，长期大量饮酒还会导致慢性酒精中毒，对人体造成多方面的损害。

1. 会引起视力减退。如前所述，酒中甲醇继续分解出来的甲醛对人的视网膜有特殊毒性，长期痛饮，视网膜持久受到伤害，就会使视力迅速减退，甚至失明。

2. 会引起营养缺乏。酒精过多会抑食欲，好酒的人常常多饮（酒）少吃（菜）就是例证。同时，酒类所含有的热量是没有营养成分的，酒后发热，还会消耗体内原有的大量热能；多饮少吃的结果又使人体得不到及时有效的营养补充，天长日久就会造成营养不良。

3. 会引起消化道病变。经常饮用烈性酒，食道和胃粘膜就会长期受到刺激，从而引起充血、导致食道炎、胃炎和胃溃疡。据统计，肝癌就是嗜酒者最常见的死亡率甚高的病症。

4. 会引起呼吸道病变。长期嗜酒酗酒会使呼吸道防御病毒的功能降低。

5. 产生精神障碍。①情绪方面：易产生焦虑、抑郁情绪，特别是形成酒精依赖后，在身体状况不佳、家庭不和、经济水平下降时尤为突出，严重者还可能产生自杀念头。据报道，住院的酒精依赖患者中，产生自杀念头的占 6% ~ 20%。②幻觉症：多发生在长期饮酒或突然停止饮酒后数日或 1 ~ 2 周内。在神志清醒的状态下产生言语幻听，内容多是威胁性言语，通常以数人交谈或评论他人的方式出现，如骂某人贪杯好色、是酒鬼，或揭露其隐私等；出现短时幻视，如看见躲在门窗后的人影或闪烁的亮光、地板的条纹变成怪物等。病情可持续数周、数月，甚至长达数年。③嫉妒妄想症：长期嗜酒的男性，可引起性功能障碍，以性欲低下甚至阳痿较多见。在性功能障碍的基础上，常产生嫉妒妄想，怀疑妻子不忠，而无故谩骂、殴打、侮辱、虐待，威胁要将其置于死地等。④震颤谵妄：多是在慢性中毒的基础上骤然减少酒量或突然戒酒后出现的精神状态的改变。可出现全身颤抖、大量出汗、不安和易怒等症状。常见的是混淆和记忆丧失，但最令人恐怖的症状是出现各种逼真的、骇人的幻觉。这是慢性酒精中毒中最严重而且最危险的一种症状。

6. 人格改变。嗜酒成癖后，随着酒精中毒加深，部分患者的人格也将发生显著变化。如有的变得玩世不恭或多愁善感，有的变得待人冷漠，或不可理喻等。

为何如此嗜酒

男人们嗜酒如命，女人们也不甘落后，当然喝烈性酒较少，她们爱喝啤酒。我们知道，中国的姑娘18岁如同一朵花，就是到了30岁也风韵犹在，楚楚动人。可喝酒的女人到了30岁就变得臃肿不堪，风韵毫无，如同50岁时一般。对于视青春美貌如同生命一样重要的女人来讲，失去这20年的青春岁月，不也如同失去20年的宝贵生命了吗？

嗜酒不仅使男人们减少寿命，使女人失去青春，也使国家在经济上蒙受损失。据说每周一是工作效率最低的一天，国家因酗酒而遭受的损失不计其数。

是什么原因让酒精有如此威力呢？嗜酒习惯的成因较复杂，归纳起来有：

1. 遗传。嗜好饮酒者常常具有家族性，家族中曾有酒精中毒者，其他成员也易发生酒精中毒，并且发生得早而严重。国内10家单位曾对部分酒依赖者的亲属进行调查，发现酒精中毒的比例甚高，一级亲属为44.7%，二级亲属为12.6%。

2. 社会文化。受民族传统和风俗习惯的影响。许多国家和民族把饮酒当作社交和礼仪需要。如逢年过节，亲朋好友相聚，都要举杯畅饮，以增添喜庆气氛。我国就有以酒代“久”之内涵，表示“友谊天长地久”和“永久”之意；西方国家的人也有在工作之余或回家之后斟上一杯的习惯；高寒地区的人，有空腹饮酒的习惯，并以豪饮为荣，不醉不休。

3. 生意的需要。不知源于何时，有了一个不成文的规定，洽谈生意都要在餐桌上“烟酒”（研究）。由于长期陪客谈生意，则慢慢养成嗜酒习惯。

4. 心理需要。许多人因生活枯燥、精神空虚，或感到前途悲观、渺茫，于是常常“借酒消愁”，以减轻精神上的苦恼，即所谓“一醉解千愁”。

嗜酒成瘾易形成酒精滥用或酒精依赖。酒滥用是一种饮酒过度的现象，国外又称酒精滥用，包括一般的酒后闹事到酒精中毒的前期。这种人的饮酒行为与众不同，其表现形式为：

(1) 饮酒量大。如每天饮酒，一月纯酒精总量超过 3000 毫升，即 50 度白酒 6 公斤；或间断大量饮酒，每周至少 2 次，每次纯酒精达 100 毫升，即至少白酒 200 毫升。

(2) 饮酒行为异常，即一月至少两次酗酒。所谓酗酒就是酒后闹事；或者用赊欠、欺骗等手段去获取含酒饮料；或者当酒供应匮乏时，饮用自制酒或非饮用酒。

(3) 社会功能受到损害。由于长期大量饮酒并经常酒后滋事，给自身的工作、学习、生活、人际交往将带来一系列影响。

酒精依赖又称酒瘾或酒癖，指长期饮酒者对酒产生了一种精神上和躯体上的依赖。其表现特点为：

(1) 渴望饮酒，酒已成为他们生活中的必需品，只要一日无酒，就会感到若有所失，甚至焦虑不安、精神疲惫，同时躯体方面还会产生许多不适：如头痛、心慌、乏力、浑身酸痛等。于是千方百计找酒喝，甚至不择手段，只有喝到了酒，症状才会消失。为了喝酒，可以妻儿不顾，甚至挪用公款、偷窃犯罪……

(2) 酒量不断增加，即对酒的耐受性不断增强；饮酒的频率越来越高。开始是逢年过节饮，逐步每周每日饮，直至一天数次饮，且酒量不断增加。一般来说，达到酒依赖的程度，大多要经过十几年的时间。

(3) 大多数患者清楚自己的行为，且知道过量饮酒对身体有害，但就是不能控制。

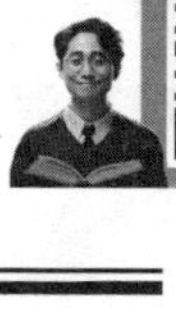

扫码获取更多资源

第三节 不做赌场“瘾将军”

一句古话这样概括赌徒的一生：要么在赌场，要么在去赌场的路上。可见，赌徒们在这种浑浑噩噩的生活中，道德已沦丧，人性已泯灭。赌徒的人生也被那薄薄的扑克牌和跳动的骰子所葬送。社会已有无数人在呼喊：赌海无边，回头是岸。

赌博是人心的毒瘤

赌博这一活动可谓历史久远，有人甚至大胆地断言，几乎有人类的时候就有赌博的存在。赌博现象在中国起起伏伏，时消时涨，赌博这个痼疾难以彻底清除，与一些人妄想不劳而获的心理有关。但可曾想到，在参与赌博的同时，他们的良知、道德都在慢慢地被金钱所吞噬，人生也被那薄薄的扑克牌和晃动的骰子所左右。赌博的种类有很多，但幸福却是最终唯一的赌注。赌海无边，回头是岸。

在赌场上，有一种现象十分常见，就是当一个人赢了钱时，不是见好就收，而是期望赢得更多更大，继续不断地赌下去；当一个人输了时，不是适可而止，而是总想要赢回来，不到黄河心不死，不见棺材不落泪，举债都要继续赌。这叫作“赌徒心理效应”，这也是人性中的贪婪与欲望使然。

参与赌博不啻于慢性自杀，金钱的快速运转麻痹了神经，道德开始黯然失色，人性之光也悄然泯灭。它使这个纷扰的社会陷入混乱与无序中。

赌徒历来都是一个为人所不齿的称号。这是一群缺乏自制力的投机主义者，他们难以抵挡“博”一把或许就能轻松赚大钱的诱惑，红了眼拼下去，直到付出沉重的代价：家徒四壁、妻离子散、失去自由乃至丢掉性命。赌徒幡然醒悟时往往已身陷遍地血泪的绝境，不是吗？那就看看这些每天都在上演的人间悲剧吧。

这是由两个不幸家庭组合起来的新家。7 年前，冕宁县先锋乡兴隆村村民何某的妻子在一次意外事故中，撒手人寰；5 年前，冕宁县泸沽镇村民胡某的丈夫跑电三轮时，被抢劫的歹徒杀害。2001 年，何某与胡某各自带着自己的两个孩子走到了一起。次年，这个新的家庭增添了一个小生命。何某做菌类生意，胡某在家务农并照管孩子。虽然经济负担沉重，一家人过得紧巴巴的，耐耐磨磨中，日子倒也平静。

这种平静的日子一直持续到妻子发现丈夫沾染上赌博恶习之时。

今年以来，胡某感觉不对劲：何某做菌类生意，按说一天至少有几十上百元的收入，可是，总不见何某拿钱回家。问及丈夫，他又支支吾吾说不出个一二三。追问之下，何某承认自己将钱拿去赌博了，并信誓旦旦地向妻子保证，从此再不赌了。

何某没有兑现自己的诺言。

于是，一出新的悲剧开始在这个曾经伤痕累累的家庭上演。

今年 11 月 20 日，胡某再次问及何某做生意的钱以及他向自己前夫的父亲借的 6000 钱的去向。电话中，何某回答妻子，做生意的钱借给朋友了，至于那 6000，是一个 87 岁老人的钱，再怎么他也不会拿去糟蹋了。何某称，他正在前老丈母家帮忙杀过年猪，马上就回家。

胡某跑去问丈夫说及的那个朋友，是不是借了何某的钱？朋友回答，没借过，倒是何某还欠他 200 元钱。“钱肯定又拿去赌了，恶习不改，5 个娃儿咋养得起？”无奈的胡某只得回家等着丈夫归来。然而，到了下午 5 点左右，胡某等回来的却是奄奄一息的丈夫。原来，何某在前老丈母家杀完猪后，连饭都没吃，到前妻的坟上走了一圈，就在山坡上喝下了瓶不知道从哪儿弄来的剧毒药品——“乐果”。喝了毒药的何某被人发现后，亲戚们赶紧将他送到冕宁县二医院抢救，见情况危急又赶紧往州一医院转院。“其实，车子到西昌市大巷口塑像的时候，人已经不行了。”胡某的二弟说，当天晚上8点左右，何某离开了人世。

何某留下的遗书称：“农贸市场何某某、双河七队王某某……他们昨天把我叫去赌钱，他们几个商量好，使我输掉了30000多元现金。”在遗书中，何某对孩子们心存愧疚。

到这里，悲剧并没有结束。在乘车从西昌返回泸沽镇家中的途中，看着停放在车上的丈夫逐渐僵硬的尸体，胡某哭成了泪人。汽车上泸黄高速公路后，胡某屡次要跳车寻短见，都被车上的人及时发现了。当天晚上，放不下心的亲人守候着胡某，11月21日凌晨，胡某用铅笔写了份遗书，将身上仅有的30多元钱塞进二女儿的书包后，乘亲人们不注意，跑出了家门。待胡某的家人跟着追出门时，已寻找不到胡某的踪影。打听之下，有人称，上午7点左右，看见有个中年妇女从泸沽镇的梳妆台大桥跳了下去。而桥下，是深不见底的安宁河。

有多少往事可以重来？有多少时间可以挥霍？在赌博的阴影下，人世间上演了多少悲剧，多少人在苦苦撑持着这种暗无天日的境遇，人生不是草稿，没有多少余地等你去誊写，那些被赌博拖着走的人注定永沉于黑暗中。

心理戒赌最重要

赌博对人的身心会造成损害。因为，参赌者精神过分紧张，长期处于此种状态，会造成免疫机能下降；赌博破坏了洁净空气，会经常患呼吸系统疾病；被众多人接触过的赌具和餐饮用具，更是胃肠疾病、特别是病毒性肝炎和痢疾传染的捷径：参赌时的突然激动亢奋，更可能促发心脑血管疾病的危急症状，甚至命丧赌场。参赌时都有“输了要翻本，赢了再赢”

的心理，但客观上是输多赢少。在输得较为心痛的时候，失常心理诱发人性障碍，或冲动而聚众闹事，或劫盗筹资，因赌博而导致的刑事案件，以及赌徒无奈轻生的案例，随处可见。近年的科学研究，已找出赌博成瘾的身心原因。

赌博是以某种简单方便或带有娱乐性的方式，使参与者的财富作重新分配。持有寻求刺激心理者、好奇消遣心理者、投机取巧心理者，最可能与赌博一拍即合，逐渐上瘾，成瘾难戒。

参赌者否认事物两性均衡的客观存在，主观上过于相信自己的判断，潜意识中总相信自己会多赢输少，或者输了肯定会赢。这种心理错觉，是把“客观概率”消融在“主观概率”中，即判断事物时倾向于有利于己的低概率而否认不利于己的真实概率。如果他们在寺庙中去打卦，连续十次都是阳卦，他肯定相信十一次是阴卦，而事实上这次或以后的许多次，仍然可能是阳卦。因为，客观概率中的阴阳卦各占一半，并不受先前结果的制约和影响。正是这种“概率错位”心理，才会促之赌红眼，赌进其身家性命。

不得不承认，戒除赌博是一件艰难的事情，如果一个人已嗜赌成性又要想戒除赌博，那他无异于向自己发动了一场旷日持久的战争。赌博是一种习惯性的行为，要想克服赌博癖好，那就必须拥有坚定的意志。首先要认识到赌博的危害性，认识到十赌九输的特点，不要抱有侥幸心理，并避免出席任何赌博场合，可以培养其他可取代赌博的嗜好，比如钓鱼、看书、打球等。定时运动（如慢跑）及学习松弛的技巧（如冥想或瑜伽），或进行休闲活动（如听音乐、与朋友逛街），借此驱走闷气，控制精神压力，舒缓紧张的情绪。

嗜赌者可以对自己的赌博行为及时进行记录，这样可帮助自己了解自己的赌博行为，找出赌博的倾向和模式。患者可能会发现，每当自己感到苦闷或失落、手上持有现金，或需要用钱时，便会赌博。这些记录便可助患者找出抑制赌博的有效方法。

第六章

不同人群的心理点金术

人生要经过各个时期，每个年龄都要走过，要想让每个年龄都有声有色、多姿多彩，一定要保证各个阶段的心理健康。因为只有健康的心态才能看到天上的繁星，才能从肥皂沫里看到彩虹。

第一节 关注儿童的心理健康

儿童是祖国的花朵，是未来的希望，所以，保证儿童的健康成长是任何时代不可替代的历史责任。健康既来自身体也来自内心，随着社会的发展，人们把更多的视角投在了儿童的心理健康方面。的确，只有心理健康的儿童才能茁壮成长，将来才能为祖国的发展做出贡献。

儿童心理健康的测试

儿童时期是人生开始的一个重要年龄阶段。大脑结构在不断完善，儿童时期的心理健康将在人生中有重要影响，所以，家长应尽可能地多了解儿童心理特点及有关儿童心理疾病的知识，并对孩子有全面的了解，以下就是一个关于儿童心理健康的测试，能够帮助家长更清楚自己孩子的健康情况。

测试：你的孩子心理是否健康

问　　题	是	否
1. 孩子能否轻易被逗笑		
2. 孩子是否经常耍脾气		
3. 孩子能否安静地躺下睡觉		
4. 孩子是否总把家人激怒		
5. 孩子是否挑食		
6. 孩子的饭量是否稳定		

7. 孩子吃饭时是否经常耍脾气		
8. 孩子有没有要好的小朋友		
9. 孩子是否经常失去自制力		
10. 孩子是否总是需要看管		
11. 孩子是否做到夜间不尿床		
12. 孩子是否有吮手指的习惯		
13. 孩子是否经常抽噎、啜泣		
14. 孩子能否安静地独自待一会儿		
15. 孩子是否有恐惧心理		

评分分析：

以下选择加1分：1. 是。2. 否。3. 是。4. 否。5. 否。6. 是。7. 否。8. 是。9. 否。10. 否。11. 是。12. 否。13. 否。14. 是。15. 否。

如果11～15分，心理状态较好。6～10分，心理状态正常。0～5分，心理状态较差。

多动儿童的表现与调适

活泼好动是每个儿童的天性，也是儿童的可爱之处，但是日常生活中有些孩子不是简单的灵活好动，而是不听家长、老师的劝阻，不分时间、不分地点地乱动乱跑，这些儿童就是患上了儿童多动症。多动症又叫注意缺陷障碍，是儿童常见的一种以注意力缺陷和活动过度为主要特征的一组综合征。其症状一般在学龄前出现，但9岁是儿童多动症的症状最突出的年龄。患病率约为3%～5%，男孩多于女孩。

儿童多动的原因主要有：

1. 遗传因素

多动症患儿的一级亲属中在童年患有多动行为的较多见，母亲或双亲患多动症其子女患同病的危险性增高。单卵双生子同病率明显高于双卵双生子。

2. 神经心理学因素

本症可能是由于中枢神经系统成熟延迟或是由于大脑皮质的觉醒不足。

3. 轻微脑损伤因素

4. 生物化学因素

本病可能与中枢神经递质代谢缺陷有关：患儿尿MHPGSO4明显低于正常儿童；血小板单胺氧化酶(MAO)降低。另外也因锌、锰缺乏，铅、镉过多所致。

5. 心理社会因素

多动儿童主要有以下表现：

1. 活动过度

这是多动症儿童的主要特征之一。这种现象在婴儿期就有所表现：好动、不安宁、爱哭、常兴奋尖叫、爱翻能看得见的东西；上学后就更加突出，不分场合地过多行动，不仅自己不好好学习，还影响全班同学的学习；晚上睡觉也不安稳。

2. 注意障碍

这是多动症儿童的另一个主要症状。与同龄儿童相比，患儿的注意力显得极不集中、不稳定，极易受外界刺激的干扰而分散注意力，做事常常有头无尾，总是不停地从一个活动转向另一个活动。

3. 情绪不稳、冲动任性

患儿的自控力明显低于同龄儿童。经常是先行动后思维，从不考虑其后果，做事缺乏条理性，易激怒，爱发脾气，倔强，常为一些小事而哭喊吵闹，好冲动，不服约束，甚至突然做出一些危险举动，有伤人和自伤行为。

4. 行为异常、适应困难

80%的多动症儿童都好顶嘴、好打架、横行霸道、恃强凌弱、纪律性差，有的甚至还有说谎、偷窃、离家出走等行为。

5. 学习困难

儿童多动症不等于儿童好动：多动症儿童的活动是杂乱的、无目的的，而好动的儿童其活动则是有目的的、有序的；多动症儿童是在各种活动中表现出来多动、注意力不集中，而好动的儿童则只是在某一个活动场所或场合下有多动表现；多动症儿童的多动不分场合，一些举动难为人们所理解，而好动的儿童，即使特别淘气，其举动也不离奇，能为人们所理解；多动症儿童不能专注于某一项活动，没有什么活动内容能使他们静下来投入进去，而好动儿童对他们感兴趣的活动则能静下心来投入进去。

以往认为，多动症是一种自限性疾病，即随年龄增长，症状会自然消失。但是经过专家们长期临床跟踪观察发现，仅有部分多动症患儿可以自愈，而多数患儿的症状可能会延续至成年。治与不治，早治与晚治，在疗效和愈后状况上有显著的差异。因此，目前医生一致的看法是：应该及早治疗多动症。要取得良好的疗效，家长、教师必须和医生互相配合。

对多动症症状明显，严重影响到学习的患儿，应进行药物治疗。常用的药物有右旋苯丙胺、利他林、米拉脱林等中枢兴奋剂。这些药的有效率一般为 70% ~ 80%，因此是治疗多动症的首选药物。患儿在用药 1 ~ 2 周后，一般会表现出安静，不再怎么好动，注意力较集中，能按大人的要求行动，易于管理等。当然，有的儿童在用药后不久，多动和激动的表现可能会加重，但继续用药后症状即可改善。这些药的副作用有食欲不佳、体重减轻、睡眠障碍。因此家长不可以自行滥用，而应该在专科医生的密切观察下进行。傍晚时尽量不给孩子吃药，以免孩子晚上不能入睡；同时要遵从医嘱，根据儿童行为的改善情况逐渐减量或停药。当使用中枢兴奋剂治疗无效时可改用其他药物治疗，如三环类抗抑郁药或小剂量氟哌啶醇等治疗。

药物不能代替教育，只能为教育提供良好的条件。家长和教师不能歧视多动症患儿，更不能损伤其自尊心。对患儿良好的行为应给予及时的表扬和鼓励。同样，对患儿的打架伤人等攻击性行为、破坏公物等破坏性行为以及说谎逃学等不端行为，不可以患病为理由进行袒护，而应像对待正常儿童一样坚决制止。

孤独儿童的表现与调适

儿童孤独症，多发生在婴幼儿期，是一种比较严重的儿童精神障碍，这种病涉及感知、语言、情感、智能等多种功能的损害。

孤独症一般起病于3岁以内，男孩多于女孩。主要表现有：

1. 孤独离群

患儿没有与人交往、交流的倾向和要求，对集体生活环境不适应。症状较轻者，看别的儿童玩而自己不参与；对周围发生的事情不闻不问，漠不关心，甚至当别人喊他时，也不理不睬。

2. 情感冷淡

患儿对人缺乏相应的情感体验，常常是毫无面部表情。

3. 缺乏社会交往的技巧，整日不言不语，只顾自己玩

4. 言语障碍

大多数患儿言语发育迟缓，平常话很少，显得很安静。有的即使会说，也不愿说，常常是用手势来表达自己的愿望和要求，以致让人误以为是聋哑儿，严重的病例几乎终生不语。

5. 脑部智力大多低于正常人，只有20%的患儿智商高于正常人或与正常人相当

6. 对某些物件，如一只杯子、一块砖，表示出特殊兴趣，甚至产生依恋，而对亲人却不产生依恋

此外，有的患儿还可能有感知障碍，对视、听、触等多种感觉迟钝或过敏。有的存在认知障碍，智力低下，抽象思维能力很差，少数患儿可能伴有癫痫发作。患孤独症的孩子有时会聋，对声音没反应。正常孩子会被声音例如狗叫惊吓，而孤独症小孩会无动于衷。他们对疼痛、冷热也不太

敏感，不爱交朋友，宁肯独自一人，很少会凝视别人的眼睛或对别人笑。

就儿童孤独症而言，目前尚无十分系统的治疗方法。多数专家主张解铃还须系铃人，用心理调适治疗心理障碍孤独症通常十分有效。比如带孩子回访老家，或看望以前的小朋友；多让他参加集体活动；同时带他去逛逛公园、看看小动物，或旅游等。这样就会使他渐渐从孤独症中解脱出来。国外也有专家发现，温柔而有趣的动物对治疗孤独症非常有效。例如墨西哥已开设的高智能动物海豚治疗儿童孤独症的康复中心等。

但是孤独症可以预防。

预防儿童孤独症的发生，不妨从以下几个方面入手：

1. 别把孩子过分封闭于一味学习的小圈内

城市居住的现代化使许多人搬进了高楼，而一户一门的高楼容易给孩子造成封闭的环境。因此，应允许或鼓励孩子从高楼走下来到庭院中，与邻居或附近小朋友玩耍、交往，建立友谊。

2. 注重情商培育

情商即社会适应的综合能力。孩子仅仅学习成绩优良是不够的，还须懂得接受别人并让人接受自己，这也是爱的基本含义。在培育孩子良好品德的同时，要教导孩子形成好的性情和情感。

3. 尽量让孩子参加集体活动

集体活动包括邻居小朋友相邀的游戏、做作业；包括学校、班级统一组织的文体活动；包括祝贺同学生日、欢送老师等。从集体活动中培育孩子的性格，从集体活动中体验友谊、智慧和温暖。

4. 为孩子的交友创造条件

不仅应允许孩子走下高楼、走出家门，也应允许把小朋友请进家门。为孩子提供交朋友的机会，教给他们交朋友的艺术、方法和技巧。

5. 培育孩子的自立能力，切忌父母事事包办

让孩子学会自己的事情自己做，而且有意让孩子碰碰钉子、尝尝苦头，以磨炼孩子的意志力。

第二节 健康心理迎接青春期的朝阳

有人说，青少年是早晨八九点钟的太阳。的确，青春让无数人向往、追求和留恋，但一种病态的青春期是没有一丝让人遐想的欲望的，青少年成长过程中也会遭遇困惑、迷茫，甚至更为严重的心理障碍。这不能不成为青春期如画的风景中的一道败笔。所以，珍惜青春、把握青春、健康青春，一切由心开始。

青少年心理健康有标准

青少年期是人生的黄金阶段，是个体从儿童、青少年期，过渡到成年，逐步走向成熟的中间阶段。从年龄上看，一般指 18 ～ 35 岁左右，甚至到 40 岁的时期。青少年期是个体发育、发展的最宝贵、最富特色的时期，然而这个时期却同时又是人生的“暴风雨时期”、“危险期”。在这时期，生理上要经历一个逐渐发育成熟、稳定的过程，而生理变化则是心理变化的物质基础。随着生理的变化及社会环境的影响、教育的作用，在心理发展上就产生了许多不同的特点。青少年期是个体从心理尚未完全成熟而逐渐走向成熟的时期，在心理发展方面是错综复杂的。

人的健康心理活动是十分复杂的，是气质、情感、思想、性格、能力的综合体现。各国各学派有不同的青少年心理健康标准，我国通行的青少年心理健康标准如下：

（1）情绪稳定，能承受一定压力，能不断调节自我心理平衡。健康人有丰富的思想感情，在强大的刺激面前，能镇静从容，不会因为过度兴奋而忘乎所以，也不会因突然的悲伤事件而一蹶不振。

（2）能正确认识自己的人总以为自己是了解自己的，其实真正客观地认识自己并不容易，包括自己的长处和弱点。心理健康者不目空一切，也不自卑、自苦、自惑，更不会自毁。

（3）能面对现实。不管现实对自己是否有利，都勇敢面对，不逃避，不超越。

（4）具有爱和被爱的能力。有感情，爱祖国，爱他人，爱事业，也爱家庭，爱父母，爱配偶，爱子女及朋友，并接受他们的爱。

（5）具有一定的组织能力。能在复杂的人际关系中，从容自若、应付自如、不亢不卑。

（6）有独立性。不依赖于他人，办事凭理智，有独立见解，并能听取合理建议。在必要时，能做出重大决策，而且乐于承担责任。

（7）有计划性。做事有计划性，有长远打算。青年学生拟定学习计划、制定奋斗目标、树立远大理想就是良好心理素质的体现。

（8）有自我控制能力。用自己的意志努力服从理智，自觉支配自己去实现预期目标，这是心理成熟的最高标志。

以上是心理健康表现的众多方面，它们之间也是相互影响、相互促进的。但是由于青少年在各自的年龄、生理、身体健康状况和具体生活条件、文化教育程度等各方面存在着差异，所以要用发展的眼光去分析，要求初中生、高中生和大学生一样成熟是不可能的。

青少年心理健康的误区

青少年正处于确定人生观的时期，然而也是心理误区容易产生的危险时期。为了使青少年更健康地成长，我们一起识别以下几个青少年容易陷入的心理误区。

1. 惧怕交往

有些青少年每当看到其他同学有说有笑、非常开心时，心里既羡慕又嫉妒。他们也渴望与人交往，也想成为被同学们重视的人，但是他们做不到，他们每天独来独往，不敢与同学交往，不敢住集体宿舍，不敢去食堂打饭，不敢抬头听老师讲课，即使在自己家里也不敢去阳台晒衣服，只能偷偷在家里照镜子，心中十分痛苦。

这些青年的错误在于他们没有能够正确地评价自己和周围的同学，也没有准确地认识周围的环境，于是产生了强烈的自卑和害羞心理。而在人际交往中自卑和害羞常常使人处于孤独状态，往往独处一隅，过分敏感，不愿主动与人交往，一旦受到外界刺激，即使刺激很小，也会不知所措，或者是无法忍受而产生恐惧感。

克服此种心理障碍的关键在于正确地对待自己，找出自身的优势，克服自卑心理，想想自己在学习上的优点，调整一下心态。除此之外，还应该从自己封闭的小天地走出来，注意和同学们多接触，只有在与他人的交往中，才能逐渐培养起相互之间的友好的感情，才能消除害怕别人的恐惧心理。

2. 自我要求过高

有些青少年总是故意给自己制定一个较高的目标，以为只有这样才能更好地激发出自身的潜能，激发出更大的干劲。他们明知目标不能实现，但仍然坚持那个目标，以为只有这样才能有突出的表现。

其实，期望值太高，实现起来的难度相对就会大，如果头脑里总是装着一个不能实现的高目标，那无异于顶着一块石头，早晚会被压垮。他们之所以定出一个很高的期望值，无非是为了证明自己比别人优秀，他们也固然在力图实现它，带有一丝不达目的誓不罢休的味道，但这个期望值如果不切实际，太不合理，就会带来许多的失望和沮丧，反而会影响自我的发展。

真正的成功是由明确、合理的目标开始的。首先你应该对自身的真实情况有所了解，然后依据自身条件制定合理的目标，为了确保目标的实现，你可以把大目标分成若干小目标，再制定好计划一步步地去实现它，这样你干起来才真正会有劲头。

3．排斥异性

有些青少年学习非常认真，为了不让自己的学习受到干扰，坚决不交异性朋友，以为如果结交异性朋友会产生严重的负面影响，使自己的学习变得一塌糊涂。

其实，将自己的学习状况与异性朋友挂起钩来，这一认识太偏激，心理学家认为，和异性朋友交往不但不会影响学习，而且还会产生促进作用，因为人都有在异性面前竭尽全力表现自己的魅力和良好的一面的心理。为了学习而抑制交异性朋友，只能使自己变得孤僻和枯燥，因为你封闭了展现自我魅力的舞台。

只有以一个健康、纯洁的心态接纳异性朋友，才能使自己的生活更加丰富多彩，还可以不断地促使自己提高学习成绩。与其一味地排斥异性而使自己陷入空虚和不满的状态，还不如让异性看到自己的魅力，这一魅力在展现在学习上将体现为：你为了不让异性嘲笑你、小看你，会更加积极学习，因为现在最可以体现实力的便是学习成绩了。这样一来，你的学习自然会突飞猛进。但是，你在明白了异性朋友将是学习动力的同时，切记不要再有过于亲密的交往，如果发展到对异性朋友念念不忘的地步，那就糟糕了。

4．狭隘

有些青少年总觉得别人和自己作对。对一个问题的看法，自己提出了意见，而别人提出不同的看法，虽然心里认为他说的也有道理，但却还是觉得那是在故意挑你的毛病。

这种总认为别人和自己过不去的想法，在心理学上被称为反社会型人格心理障碍。这种障碍的直接后果是导致自律神经系统缺损。这对正值青春发育期的青少年危害尤其严重。这种心理会让他们无法正确对待自己和别人的分歧，从而妨碍健全人格的形成，影响别人的正常交往。另外，这种心态还可能会对你的行为产生不良引导，在这种心理的支配下，你很可能会做出偷窃、破坏公物、打架滋事等报复性行为。

胸襟开阔和信赖别人是克服这种心理误区的最好办法。要知道，在日常交往中，和别人发生分歧是很正常的，得不到预期的评价也不代表别人在故意和你作对。不要以为任何人都在反对你，其实，在成长过程中，多听一些与自己相左的意见是没有什么坏处的。它能丰富自己的知识面，更能增强自己把握问题实质的能力。

积极培养自己的进取心，也能有助于走出这种心理误区，一个不断进取、奋发拼搏的人是不会害怕别人的负面评价的。同时，积极的进取还能帮你学习更多的知识，让你更有自信，更能够容纳。即使是面对最尖锐的批评，也能坦然接受。

青春期的心理综合调适

青少年是世界的未来，是人类的希望。但青少年正处于个体发育的特殊阶段，是一个充满着错综复杂的心理矛盾的阶段，如果这些矛盾处理不当，往往会导致后果严重的心理问题，威胁其身心健康。

首先，青少年必须时时注意心理保健，让身心健康发展。

1. 正视理想和现实的矛盾

青少年大多有远大的理想，对未来充满幻想和希望，对一些具体事情，如求学、谋职、恋爱、婚姻等方面，常会对自己“设计”一番，然而最终能否实现却受到诸多现实条件的限制。因此，青少年必须正视理想与现实的矛盾，提高自己的心理素质和社会适应能力。

2. 学习人际交往

人际交往是人与人之间传递信息、沟通思想和交流情感等的联系过程。

法国作家罗曼·罗兰说过:“有了朋友,生命才显示出它全部的价值。智慧、友爱,这是照亮我们黑夜的唯一光亮。”可见友谊在人生中的分量。确实如此,良好的人际关系和正常的人际交往能消除人的孤独感,缓解心理压力,振奋精神,培养其自尊心和自信心,提高社会价值感,增进社会适应能力,形成乐观豁达的人生观念,实现个性的全面健康发展。

3. 丰富业余生活

青少年平日里学习、工作紧张,其间难免要遇上不顺心、不如意的事情。排解这些心理压力的一个重要法宝,就是过好业余生活,让生活变得充实而有意义。

要抽出足够的时间来进行体育锻炼,最好能根据自己的身体状况和客观条件制订出一个体育锻炼的计划,务必拥有一个健康强壮的身体。要知道,身体是从事一切活动的本钱,也是心理健康的一个物质基础。

其实,解决青少年性心理发展过程中的困扰及问题,就要使青少年掌握性知识,端正性态度,加强性道德。而要实现这三个目标,必须从家庭、社会、学校及青少年自身的性教育着手。

(1) 从家庭角度来讲,父母是青少年性教育的启蒙者,要求父母用科学的态度回答子女提出的性困惑;有一个和谐的良好的家庭环境,从而增强青少年的自制力和责任感,并减少外出寻求刺激,防止性犯罪。

(2) 就社会而言,一要加强法制,净化大众传媒;二要宣传普及科学的性知识,提倡正确的性观念。

(3) 学校途径,包括开展性教育课程,性健康教育报告,设立专门的咨询室解答青少年性心理发展时期的困惑。

(4) 青少年自身应增强自我的约束能力,不要刻意地压抑,也不要单纯地仿效,学会注意力的转移和升华。

第三节 积极心理面对中年的蓝天

中年时期是人生道路上的黄金分割点，处于中年的人已经有了稳定的家庭和固定的事业。但是中年同样是心理疾病的多发期，因为中年人往往压力重重，负担繁多，而且生理功能也随着年龄的增长而衰退，于是心理的承重比任何时候都巨大，人往往在此时，不堪重负而遭遇心理疾病的袭击。

中年人心理发展的特征

中年人尝遍人间的喜怒哀乐，生活态度比较稳定，但随之而来的倾向是封闭自己，局限于小家庭的束缚和自以为是的孤独。中年人形成人生差异的最明显的年龄段，举目四望，到处是出国的、发财的、升官的，相比之下，那些生活平平的中年人顿生自惭形秽，最易产生内疚和自卑感，使交际范围变窄，人生必然走向灰暗。所以，中年人一定要提高自我保健意识，防患于未然。这就需要了解中年人的心理发展历程。中年人的心理发展一般经历以下过程。

1. 心理发展日趋成熟

一般说来，人到 30 岁已成家生儿育女，生活方式初步定型，思想也安定下来，不再像青年时期那样充满憧憬，而是满怀信心、脚踏实地地创立事业，故称而立之年。人到 40 岁，知识增多，见识日广，认识问题有了相当的广度、深度，不再为表面所迷惑，遇事冷静，即使复杂事情也不致摇摆不定，故称不惑之年。至50岁，经验更丰富，学识愈深广，上知天文，下通地理，处事更加稳重妥善，故称知天命之年。中年时期，就这样经历30而立，40而不惑，50而知天命的过程。其心理日趋成熟，知识经验日益丰富，是成就事业的黄金时期。有人统计，1900年～1960年全世界的1249名杰出的科学家和1228重大科技成果中，科学发明者的最佳年龄是25～45岁，最佳峰值为35岁。

这一阶段的人已经能独立地进行观察和思维，组织和安排好自己的生活。情绪趋于稳定，有能力延缓对刺激的反应，能根据自己所处的客观情境来调节自己的情绪。

在人际交往方面也逐渐完善，能把握和适应环境，并按正确的批评意见和社会规范来调整自己的行为。自我意识明确，能根据自己的才能和地位，来决定自己的言行。有坚韧的意志力，一经确定目标，可坚定不移地创造条件为达到目标而奋斗。

2. 智力的持续增长和体力的逐渐衰减

随着心理上的机能随年龄的增加而上进，中年人智力发展到最佳状态，能进行逻辑思维和做出理智的判断，具有独立解决问题的能力。主要表现在能独立进行观察和思维、具备独立解决问题的能力、情绪趋于稳定、自我意识明确、精力充沛、情感丰富，运动协调、感觉思维敏捷、判断力准确、智能高涨、注意力集中、记忆力旺盛，能适应和把握环境等。中年人在心理能力的继续发展和成熟过程中，同时伴有生理功能的逐步渐减，主要表现为心血管系统、消化系统、各种内分泌腺的功能减退，其他系统如肌肉、骨骼、肾脏功能下降，特别是免疫系统能力的降低，给中年人的健康带来了更多的潜在威胁。当进入更年期这个多事之秋，女性还可出现心悸、头昏、潮热多汗和抑郁特点的情绪变化等身心症状；男性虽不如女性明显，在外貌和功能上也有明显变化。

智力的继续增长和体力的逐渐衰减，会给中年人带来一系列矛盾。如高度的社会责任感与身心能力不足的矛盾，渴望提高工作效率与内耗的矛盾，希望健康与忽视疾病矛盾等。

3. 中年期是创业的黄金时期，也是身心负担最沉重的时期，集诸多矛盾于一身

人到中年，诸事劳形，万事累心，身心负担极重，难于摄养，以致未老先衰，肩头的社会责任、工作的得意与失意、升迁、贬降，成功与失败，让中年人不胜压力。人到中年，常有家庭不幸、人事纷争，如家庭中的生老病死、婚嫁丧娶令人忧恐苦怒，人际间结怨之积虑郁怒等，往往都会引起中年人的心理波澜。人到中年，经历已多，处境不同，常有挫折、起伏，如始乐后苦、故贵失势、常贵后贱、常富后贫等，都会妨碍身心健康，重者可致精神内伤，身心败亡。

4. 面临着社会义务与角色的转换

中年人情绪与社会生活的变化包括：身体功能的减退；健康与疾病方面的困扰；子女独立的问题；个人兴趣的改变；准备扮演祖父母的角色。社会地位的演变、角色的转换，要比因年龄增长、躯体变化，而要求做出的适应与调整似乎更困难。由于在家庭和社会两方面都承担着较大责任，心理冲突和心理困扰的发生也较频、较重。从家庭来说，有从对子女衣食住行、道德品质、学习工作的担心操劳，到对子女成家立业、婆媳关系处理的变迁；对老辈体迈多病不能亲自侍奉的不安、繁杂的家务和精神负担造成的心理压力。社会环境方面，有同龄人的升迁流动，同事间的人际关系处理，工作调动，新环境中的角色转换等，若处理不当、都难免引起角色冲突，甚至引发角色危急。

面对工作、事业、家庭、现实生活中的层层矛盾，中年人若不能正确处理，便会导致焦虑、失望、忧郁、压抑，使身心疾病增多，引起诸多心理问题。

走出中年灰色的天空

进入中年期的男性容易产生一种与更年期不完全相同的综合征。其特征是性格和心理发生突变，感到焦躁不安、郁郁寡欢，缺乏决断，而自己却否认有任何毛病。这就是“灰色”心理病。

要摆脱“灰色”心理，走出灰色的天空，以下的几条供参考：

(1) 中年时期是人生的黄金时代，工作积累了丰富的经验，知识面也得到了拓展，是实现理想抱负的好时期，然而自身条件的成熟，不能忽视客观条件的影响。面对现实，通过努力能实现的事情，绝不气馁，没有条件的要等待时机，这样遇到挫折也就能保持平衡的心态。

(2) 中年时期也是同龄人社会地位升迁、经济收入悬殊较大的年龄。面对同龄人成为上司或时代骄子，应以坦然豁达的心理面对这一切；正确认识到别人的长处及有利时机，避免产生嫉妒和自卑心理。社会是纷繁复杂的，有时差距是由人为的不平等因素造成的，无需让叹天忧己的情绪困扰自己，应以踏实的工作、广泛的兴趣来充实生活，取代不良情绪。

(3) 在家庭里，中年人处于老年人和孩子之间，存在年龄和时代造成的心理差，需要多交流、多了解、相互信任、相互尊重、缩短心理差距，以拥有融洽的家庭气氛。

(4) 中年人在单位是顶梁柱，工作丝毫不能松懈；回到家中既要照顾年老体弱的父母，又不能放松对孩子的教育引导，还有日复一日的繁杂家务。应统筹安排，劳逸结合，不要忽视娱乐活动。娱乐既是一种积极的休息方式，又能消除疲劳，维持良好的心境。

(5) 在中年人的致病因素中，社会因素对心理的刺激居于重要地位。因此，中年人在复杂的工作与生活环境中，培养开阔的胸怀，养成不计较小事，即使对重大事件也能保持克制力的良好心理，显得尤为重要。平时，遇到不顺心的事情，即使是重大的人生挫折，都应学会尽快从不良情绪中解脱出来，保持一种稳定而乐观的情绪。

（6）健全的心理适应能力是建立在良好的人际关系基础上的。要善于同性格、爱好、脾气秉性不同的人相处，要学会正确评价自己，客观看待自己的优缺点，要注意不断增进对周围人的了解。记住，只有多交流、多了解、多信任、多尊重，才能缩短彼此间的心灵距离，才能减少和避免各种不愉快事情的发生。此外，应积极参加各种社会活动，不断开阔眼界，扩大交往范围，这样可以增强心理上的安全感。

通过以上6条，中年人一定能够走出灰暗的天空，拥抱同青春一样的明媚心情。

第四节 乐观心理面对老年的无奈

人进入老年，因为退出了生活的主角位置，离开了社会的工作岗位，更伴有生理上的衰老，人体器官的退化，致使一些老年人悲观绝望，焦虑不安、情绪紊乱、生活兴趣低迷等心理不健康的现象。只有调整心态，保持乐观，才能使每个老年人踏上幸福之路。

老年心理健康的准则

（1）有正常的感觉和知觉，有正常的思维，有良好的记忆。就是说在判断事物时，基本准确，不发生错觉；在回忆往事时，记忆清晰，不发生大的遗忘；在分析问题时，条理清楚，不出现逻辑混乱；在回答问题时，能对答自如，不答非所问；在平时生活中，有比较丰富的想象力，并善于用想象力为自己设计一个愉快的奋斗目标。

（2）有健全的人格。情绪稳定，意志坚强。积极的情绪多于消极的情绪，能够正确评价自己和外界的事物，能够控制自己的行为，办事较少盲目性和冲动性。意志力坚强，能经得起外界事物的强烈刺激。在悲痛时能找到发泄的方法，而不至于被悲痛所压倒。在欢乐时能有节制地欢欣鼓舞，而不是得意忘形和过分激动。遇到困难时，能沉着地运用自己的意志和经验去加以克服，而不是一味地唉声叹气或怨天尤人。

（3）与外界环境保持接触。这样一方面可以丰富自己的精神生活，另一方面可以及时调整自己的行为，以便更好地适应环境。与外界环境保持接触包括三个方面，即与自然、社会和人的接触。老年人退休在家，有着过多的空闲时间，常常产生抑郁或焦虑情绪。如今的老年活动中心、老年文化活动站以及老年大学为老年人与外界环境接触提供了条件。

（4）具有一定的学习能力。在现代社会中，为了适应新的生活方式，就必须不断学习。比如：不学习电脑就体会不到上网的乐趣；不学健康的新观念就会使生活仍停留在吃饱穿暖的水平上。学习可以锻炼老年人的记忆和思维能力，对于预防脑功能减退和老年痴呆有益。

（5）有良好的人际关系。乐于帮助他人，也乐于接受他人的帮助。在家中与老伴、子女、儿媳、女婿、孙子、孙女、外孙等都能保持情感上的融洽，能得到家人发自内心的理解和尊重。在外面，与过去的朋友和现在结识的朋友都能保持良好的关系。对人不求全责备，不过分要求于人，对别人不是敌视态度，而从来都是以与人为善的态度出现。无论在正式群体内，还是在非正式群体内，都有集体荣誉感和社会责任感。

老年人心理健康的九种需求

（1）健康。恐惧是老年人普遍存在的一种心理状态。人到老年，常有恐老、怕病、惧死的心理，因此，老年人应注意调整好心理状态，保持健康乐观的心境。

（2）工作。离退休、病休的老年人多数尚有工作能力和学习要求，骤然间离开工作岗位肯定会产生许多想法。对这样的老年人如不给以工作和学习的机会，自己又不能创造这方面的条件，将会影响他们的身心健康。

（3）关爱。人到老年，会感到孤独，希望得到社会的关心、单位的照顾、子女的孝顺、朋友的往来、老伴的体贴，使他们感到老有所依、老有所靠。

（4）和睦。老年人都希望有个和睦的家庭和融洽的环境，不管家庭经济条件如何，只要年轻人尊敬、孝顺老人、家庭和睦，邻里关系融洽，互敬互爱、互帮互助，老年人就会感到温暖和幸福。

（5）安静。老年人一般都喜欢安静，怕吵怕乱。有时老年人就怕过星期天，这一天儿孙都来了，乱嚷嚷地过了一天，很多老年人是受不了的，他们把这天叫作“苦恼的星期天”。

（6）坦诚。老年人容易多疑、多忧、多虑、爱唠叨。他们喜欢别人征求他的意见，愿出谋献计。我们对老年人这些心理特点，要以诚相待，说话切忌转弯抹角。

（7）丧偶。丧偶的老年人独自生活，感到寂寞。子女照顾也非长久，别人都代替不了老伴的照顾，所以子女应该支持老年人的求偶需求。

（8）支配。老年人原来多为一家之主，掌握家中的支配权。但由于年老后社会经济地位的变化，老年人的家庭地位、支配权都可能受到影响。这也可能造成老年人的苦恼。

（9）尊敬。老年人离开工作岗位可能会情绪低落，如果得不到尊重，就会产生悲观情绪，甚至不愿出门，长期下去，则会引起抑郁和消沉，为疾病埋下祸根。

重视和理解老年人的心理特点，解决老年人的正常心理需求，对稳定老年人的情绪变化、健康长寿有很重要的意义。

老年人心理保健五要点

人到老年，生理功能开始衰退，出现视力、听力下降，记忆力减退，行动迟缓等变化。这些生理变化往往导致老人悲观失望、焦虑不安、精神不振、生活兴趣低下等，使老年生活质量大大下降。要克服这些心理障碍，老年人应该掌握心理保健的 5 个要点：

（1）保持乐观精神，培养健康的心理。老年人对生活要充满信心，尽量做到性情豪爽、心胸开阔、情绪乐观，尽量发挥自己在知识、经验、技能、智力及特长上的优势，寻找新的生活乐趣。

（2）拓展丰富多彩的生活空间。老年人应当根据身体条件和兴趣爱好，把生活内容安排得充实些，如练书法、学绘画、种花草、养禽鸟、读书报、看影视剧等。这样既可舒展心灵，又能珍惜时光、学习新知识，使生活更有意义。

（3）善于摆脱烦恼，保持清心寡欲。面对生活中的烦恼事不必心绪不安，更不要处于郁闷状态，而要通过各种途径把坏情绪及时释放出来。对于外界名利之事要善于超脱，对家务事不要操劳过度，让自己保持一份好心情。

（4）注意饮食营养，加强体育锻炼。一个人拥有健康的身体更能保证心理的健康。老年人平时要多摄取优质蛋白质，多食用富含维生素、低脂肪的食物，如瘦肉、奶类、蛋类、豆制品及莲子、桂圆等。老年人还应选择适宜的运动项目，如散步、慢跑、打拳、做操等，强度以感觉舒适为宜。

（5）重视人际关系和心理交流。老年人既要注意联系老朋友，又要善交新朋友，要经常和好友聊天谈心，交流思想感情，做到生活上互相关心体贴，思想上沟通交流，在集体活动和人际交往中取长补短，汲取生活营养，使自己心情舒畅、生活愉快。

第七章

现代人的心理疾病与治疗方法

心理疾病的发生严重阻碍了现代人正常的工作、学习、生活和健康，要想有一个愉快轻松的人生，健康的心理是至关重要的。所以，现代人应越来越关注心理疾病的治疗。

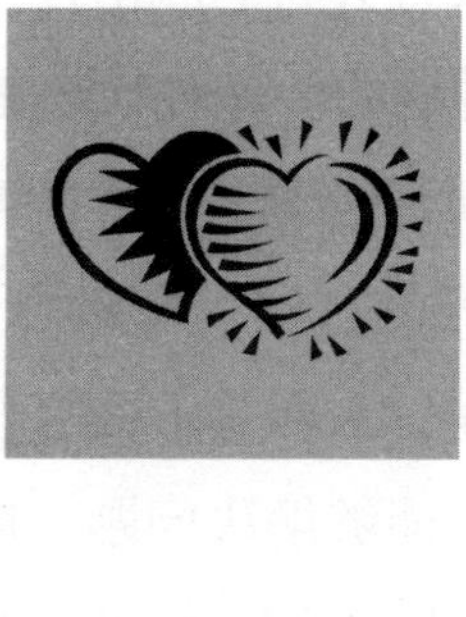

第一节 正确对待心理咨询

“心理咨询”是指在心理方面给咨询者以帮助、劝告、教导的过程。从而使咨询者达到自立自强、增进健康水平和提高生活质量的目的。

有心理问题就是精神病吗

心理咨询在我国是一门起步较晚的新兴学科，人们对它有一种神秘感。来访者通常都是左顾右盼、鼓足了勇气才走进诊室，在医生反复保证下，才肯倾吐愁苦；或是绕了很大圈子，才把真实的情况暴露出来。因为在许多人眼里，来咨询的人很可能有什么不正常或有精神病，要不就是有见不得人的隐私或道德品质方面有问题。此外在中国人的传统观念中，表露出情感上的痛苦是软弱无能的表现，对男性来说尤其如此。

一提到心理咨询，不少人就会将它和治疗精神病画上等号，认为走进心理咨询室的人是去治疗精神病的。这种认识是“失之毫厘，谬以千里”。

心理咨询强调发展性咨询，强调个人心理素质的提升，强调自我潜能的开发，强调每个人都做最好的自己，同时也包括轻度心理问题的解决。它的工作对象是在学习、工作、人际等方面有些适应不良的个体，这些个体经过心理咨询或个人努力，能够解决问题，顺利成长。这与患了精神疾病是不能等同对待的。什么是精神病？精神病是指严重的心理异常，是精神病性的精神障碍；患者通常严重缺乏自制力，不能应付日常生活要求或不能保持与现实的恰当接触。

以上种种原因，使得很多人宁愿饱受精神上的痛苦折磨，也不愿或不敢前来就诊。其实，心理问题与精神病是两个不同的概念。每个人在成长的不同阶段及生活工作的不同方面，都有可能会遇到这样那样的问题，导致消极情绪的产生。对这些问题如能采取适当的方法予以解决，个体就能顺利健康地发展；若不能及时加以正确处理，则会产生持续的不良影响，甚至导致心理障碍。这样看来，心理问题是日常生活中经常会遇到的，就这些问题求助于心理咨询并不意味着有什么不正常或有见不得人的隐私，相反，这表明了个体具有较高的生活目标，希望通过心理咨询更好地自我完善，而不是回避和否认问题，混混沌沌虚度一生。

因此，心理咨询与治疗精神病是两个不同的概念。精神病与一般心理问题、心理障碍有很大区别，正如生了病同疲劳或身体不适之间的差别一样。身体不适不意味着就是生病，心理出现问题也不等于就是精神病。身体不适，我们要休息、锻炼和注意保健，心理不适也同样要注意休息、锻炼和保健。而心理咨询人员就如同运动教练和身体保健师，是人的心灵运动和保健的指导者。

心理咨询的形式

现代人的心理疾病有千百种，所以现代人的心理咨询的形式也有很多，经常采用的主要形式如下。

1. 电话咨询

电话咨询是通过电话给咨询对象以帮助的一种形式。咨询对象喜欢电话咨询，有各种不同的原因。有的是因为路远，觉得到心理咨询专家那里一趟很不容易；有的是因为与心理咨询专家面对面地交谈感到难堪；有的是为了更好地保密。如一位刚刚结婚不久的一位女子，怀疑自己的丈夫有外遇，通过电话咨询解决了迷惑。

电话咨询对于防止自杀等恶性事件的发生是有显著作用的。但是，有时候，使用电话咨询就有困难。例如，有的咨询对象想在夜里12点以后咨询，咨询对象感到这个时间对他合适，咨询专家就不方便。另一方面，咨询对象与咨询专家谁也看不见谁，只凭听觉来控制咨询过程，咨询的效率就会受到影响。

2. 书信咨询

书信咨询是通过写信的方式来进行的一种咨询。这种咨询在有些时候、有些情况下还是比较适用的。例如，有一位刚参加工作不久的中学教师，一旦有老师或学校领导来听课，就很紧张，板书、讲话、演示实验都爱出错，自己十分苦恼。通过书信咨询，问题逐渐减轻。由于业务素质和心理素质都比较好，由乡镇中学调到县城重点中学任教。

3. 直接咨询与间接咨询

直接咨询是指由心理医生对具有心理疑难需要帮助、存有心理困扰需要排解或患有轻微心理疾病需要治疗的咨询者直接进行的咨询。直接咨询的特点是通过咨询者与咨询师的直接交往和相互作用，使咨询者的疑难问题得到解决，心理困扰或轻微心理疾患逐渐得到排解或减轻。

间接咨询是指由心理医生对来访的咨询者亲属及其他人员所反映的当事人的心理问题进行的咨询。间接咨询的特点是在咨询者与当事人之间增加了一道中转媒介，当事人的心理问题靠中转人向咨询师介绍，咨询师对当事人的处理意见也要由中转人付诸实施。因此，在间接咨询中，如何正确处理好咨询师与中转人的关系，使咨询师的意见易为中转人所接受并合理实施，是关系到咨询效果的一个至关重要的问题。

4. 个别咨询与团体咨询

个别咨询是心理咨询最常用的形式。所谓个别咨询，是指咨询师与咨询者一对一的咨询活动。这种咨询活动既可以采用面谈的方式，也可以通过电话、信函等其他途径进行。个别咨询具有保密、易于交流、触及问题深刻、便于个案积累和因人制宜等优点，但这种咨询形式也有费时和社会影响较小等不足。

团体咨询是较个别咨询相对而言的。当具有同类问题的咨询者被医生分成若干小组或较大的团体，进行共同商讨、指导或矫治时，这种咨询形式便称为团体咨询。

团体咨询较之个别咨询，在节省咨询的人力和时间、扩大社会影响、集中解决一些共同的和较迫切的心理问题方面极具优越性。团体心理咨询对于帮助那些有害羞、孤独等人际交往障碍的学生，更有其特殊功效。因此，将此类咨询者编为小组，进行多向交流和模仿，可形成浓厚的团体感染气氛和支持效应，从而有助于咨询者问题的解决或障碍的排除。当然，团体心理咨询也有其固有的局限，主要是个人的深层心理问题不便暴露，个体的心理问题差异也难予照顾。因此，在团体咨询中注意适当的个别指导，将团体咨询与个别咨询有机结合起来，是心理咨询中应当注意的一个问题。

5. 门诊咨询

这是用得最多的一种咨询。这种咨询，有时候在咨询门诊部进行，有时候在咨询专家的家里进行。因为咨询专家可以利用最直接的信息，消除来访者的顾虑，打破心理屏障，及时、准确地调整咨询过程，使咨询深入发展。有的大学生由于心理障碍严重，甚至想退学，在心理专家的帮助下，逐渐克服了自己的心理障碍，顺利地大学毕业，而且考上了研究生。

在门诊部咨询也是有缺点的，主要是时间有限，在要求咨询的人很多时，咨询就不充分。

第二节 形形色色的治疗法

人类很早就有了心理治疗的方法。因为人类的疾病是与人类同生的，而病人听到的安慰和劝解就是广义上的心理治疗。社会发展到今天，心理治疗的方法也不胜枚举，各个时代的心理学家都有具有时代特色的心理疗法。心理疗法可谓百花齐放，争妍斗奇。

明快简洁的行为疗法

行为疗法是在行为主义心理学的理论基础上发展起来的一个心理治疗派别，是当代心理疗法中影响较大的派别之一。与心理分析等其他疗法不同，它不是由一位研究者有系统地创立的一个体系，而是由许多人依据一种共同的心理学理论分别开发出的若干种治疗方法集合而成的。

行为疗法又称行为治疗，是基于现代行为科学的一种非常通用的新型心理治疗方法，是根据学习心理学的理论和心理学实验方法确立的原则，对个体反复训练，达到矫正适应不良行为的一类心理治疗。

行为疗法的代表人物沃尔普将其定义为：使用通过实验而确立的有关学习的原理和方法，克服不适应的行为习惯的过程。

行为治疗家认为适应不良性行为是通过学习或条件反射形成的不良习惯，因此可按相反的过程进行治疗。

所谓适应不良性行为是不健康的、异常的行为，可以有各种不同的原因，有些是神经系统病理变化或生理代谢紊乱而引起的症状，有些则是由于错误的学习所形成。

行为疗法是运用心理学派根据实验得出的学习原理，是一种治疗心理疾患和障碍的技术，行为疗法把治疗的着眼点放在可观察的外在行为或可以具体描述的心理状态上。

行为疗法有以下特点：

(1) 治疗只能针对当前来访者有关的问题而进行。

(2) 治疗以特殊的行为为目标，这种行为可以是外显的，也可以是内在的。

(3) 治疗的技术通常都是以实验为基础的。

(4) 对于每个患者，心理医生根据其问题和本人的有关情况，采用适当的行为治疗技术。

治疗是中心环节，从行为治疗的观点看，治疗无非是消除、改变一个不适应行为，或者塑造一个新行为，或者二者同时进行。要完成这项任务，实际要做三件事：确定目标行为、选择方法技术以及实施治疗计划。

(1) 目标行为可能是一个新行为，也可能是一个旧行为改造过后的形式，或者是一个行为的消失状态。

对目标行为要作精确定义，要使之可操作化，便于观察和测量。譬如目标行为是戒烟，就要明确什么动作算抽烟——如“把点燃的香烟叼在嘴里”；在多长时间内有几次抽烟行动为达到目标的指标（例如一周内有两次），等等。

(2) 选择治疗方法和技术要根据目标行为的性质和特点、备选技术的特点以及实施条件综合考虑。一般说来，在确定了目标行为后，不难有针对性地选择适合的技术。但环境中影响治疗进行的因素在行为治疗中往往有举足轻重的作用。因此在选择方法时要细致考虑来访者环境中有哪些条件有助于这一治疗方案的实施，有哪些条件会妨碍这一方案的实施。尤其是来访者周围的重要人物如家人、教师、亲友，其中有谁可能是帮助管理刺激的控制者或强化者，有谁可能妨碍这一计划的贯彻。

（3）开始实施治疗后，治疗者和其他有关的人按治疗方案的要求给予指示、示范、控制刺激和强化。治疗者这时像一部机器的操作者，他必须按要求监督、调整和控制这部机器的运转。这中间包括随时和定时评估来访者是否正发生满意的改变，如果出现异常，要查明是哪一环节出了毛病，做出相应的调整，进行新的尝试。

与其他流派的治疗方法相比，行为疗法对治疗过程关心得较少，心理医生更关心设立特定的治疗目标。而特定的治疗目标又是心理医生通过对患者行为的观察，对其行为进行功能分析后，帮助患者制定的。因此治疗目标一经确定，新的以条件作用为前提的学习过程就可以开始进行了。

自动思维的认知疗法

认知疗法于20世纪60～70年代在美国产生的，是根据人的认知过程，影响其情绪和行为的理论假设，通过认知和行为技术来改变患者的不良认知，从而矫正适应不良行为的心理治疗方法。

认知疗法是新近发展起来的一种心理治疗方法，它的主要着眼点，放在患者非功能性的认知问题上，意图通过改变患者对己、对人或对事的看法与态度来改变并改善所呈现的心理问题。

认知疗法不同于传统的行为疗法，因为它不仅重视适应不良性行为的矫正，而且更重视改变病人的认知方式和认知、情感、行为三者的和谐。同时，认知疗法也不同于传统的内省疗法或精神分析，因为它重视目前病人的认知对其身心的影响，即重视意识中的事件而不是无意识。内省疗法则重视既往经历特别是童年经历对目前问题的影响，重视无意识而忽略意识中的事件。

认知疗法是以合理的认知方式和观念取代不合理认知方式和观念的过程，这是个看似简单，实则复杂的过程。首先治疗者会帮助患者反省目前生活中造成他情绪困扰的是哪些不合理认知，并帮助他辨别什么是合理认知，什么是不合理认知。然后帮助患者明确目前的情绪问题是由现在持有的不合理认知导致的，自己应对自己的情绪和行为负责。通过一些必要、合适的认知调节技术（如与不合理认知进行辩论等），治疗者会帮助患者认清不合理认知的不合理性或荒谬性，进而使他逐步放弃这些信念。这是认知调节过程中最重要的一步。最后帮助患者学习合理认知方式和观念，并使之内化，以避免成为不合理认知的牺牲品。

认知疗法一般分为 4 个治疗过程：

(1) 建立求助的动机。于此过程中，要认识适应不良的认知—情感—行为类型。病人和心理医生对其问题达成认知解释上意见的统一；对不良表现给予解释并且估计矫正所能达到的预期结果。比如，可让病人自我监测思维、情感和行为，治疗医师给予指导、说明和认知、示范等。

(2) 适应不良性认知的矫正。此过程中，要使病人发展新的认知和行为来替代适应不良的认知和行为。比如，治疗医师指导病人广泛应用新的认知和行为。

(3) 在处理日常生活问题的过程中培养观念的竞争。用新的认知对抗原有的认知。于此过程中，要让病人练习将新的认知模式用到社会情境之中，取代原有的认知模式。比如，可使病人先用想象方式来练习处理问题或模拟一定的情境或在一定条件下让病人以实际经历进行训练。

(4) 改变有关自我的认知。此过程中，作为新认知和训练的结果，要求病人重新评价自我效能以及自我在处理认识和情境中的作用。比如，在练习过程中，让病人自我监察行为和认知。

以理驭情的合理情绪疗法

合理情绪疗法酝酿于 20 世纪 50 年代，60 年代后渐趋成形。70 年代以后这一疗法已被应用于多种多样的情绪障碍的治疗。到了 80 年代，合理情绪疗法已成了一个国际闻名的心理治疗体系。

从整体上看，合理情绪治疗有以下一些特点：

1. 人本主义倾向

艾利斯明确宣称，“RET 不刻意装作是‘纯客观的’、科学的或以技术为核心的，它对人类的困难及其基本解决途径采取明确的人本主义、存在主义的立场倾向”。这种倾向首先表现在合理情绪治疗对人的本性的观点上，同许多人本主义者一样，艾利斯也认为人有其固有本性，虽然人的先天生物倾向中既有好的东西也有消极的东西，但人要活着，活得快乐，总是一个不争的事实，这是人的本性。理性—情绪疗法断定，人从其本性出发，就有追求一种充实的、自我实现的生活的倾向。在目标和价值问题上，RET 认为，人仅仅因为他活着、存在着，就完全可以做他自己，而用不着非要做出什么业绩来证明自己的价值。作为一种人本—存在的治疗，RET 的目标就是帮助人克服其非理性的、自损的行为，帮助他获得其生命的最大价值，帮助他追求长期的幸福而不是眼前的短暂快乐。在治疗力量上，RET 信赖、重视个人自己的意志、理性选择的作用，强调人能够“自己救自己”，而不必仰赖魔法、上帝或超人的力量。

2. 教育的倾向

RET 有很浓厚的教育色彩。也可以说它是一种教育的治疗模式。

首先，在咨询和治疗的原则方面，RET 不回避它力图用一套它认为合理、健全的心理生活方式去教育来访者这一事实。RET 的基本目标就是要帮助人们更富理性地思考问题，更适宜地去体验和感受，更有效地行动。其次，RET 的治疗过程有很强的教导味道。在咨询中，RET 的治疗者经常用讲解、说服乃至辩论的方式来教导来访者与自己的不合理信念质疑问难，并大量使用阅读 RET 书籍、讲座、录音录像、讨论会、示范等教育技术，教会来访者运用 RET 的思考方式，以理性的信念和思考方式取代非理性的思考方式。最后，合理情绪疗法还专门发展出了一套适用于儿童和学校咨询的体系，称做“合理情绪教育”，是一套用于青少年心理教育和辅导的体系，旨在帮助孩子提高心理机能水平，解决学习中的各种问题。

3. 强调理性、认知的作用

合理情绪疗法承认并且强调心理机能的整体性，认为人的感知、思维、体验和行动是互相联系的整体。在治疗途径上也广泛采纳情绪和行动方面的方法。但它更突出地重视理性、认知的作用。这是RET，也是所有认知疗法的一个最本质的特点。合理情绪疗法的一个基本假定是：人的情绪来自人对所遭遇的事情的信念、评价、解释或哲学观点，而非来自事情本身。情绪和行动受制于认知，认知是人心理活动的“牛鼻子”。把认知这个“牛鼻子”拉正了，情绪和行为的困扰就会在很大程度上改善。所以在RET的治疗中，总是把认知矫正摆在最突出的位置，给予最优先的考虑。

合理情绪疗法的步骤大致如下：

首先，向患者指出其思维方式、信念是不合理的，帮他们搞清楚为什么会这样，讲清楚不合理的信念与他们的情绪困扰之间的关系；而直接或间接地向患者介绍ABC理论的基本原理，则不失为一种较好的办法。

其次，向患者指出，他们的情绪困扰之所以延续至今，不是由于早年生活的影响，而是由于现在他们自身所存在的不合理的信念所导致的。对于这一点，他们自己应当负责任。

再次，是通过与不合理信念辩论的方法为主的治疗技术，帮助患者认清其信念之不合理，进而放弃这些不合理的信念，帮助患者产生某种认知层次的改变。这是治疗中最重要的一环。

最后，不仅要帮助患者认清并放弃某些特定的不合理的信念，而且要从改变他们常见的不合理信念入手，帮助他们学会以合理的思维方式代替不合理的思维方式。

这4个步骤一旦完成，不合理的信念及由此而引起的情绪困扰将会被消除，患者将会以较为合理的思维方式代替不合理的思维方式。

主宰自己的个体中心疗法

20世纪80年代初，有人曾对800名临床和咨询心理学家做了一次调查，结果发现，被认为对当代心理治疗最有影响的心理学家中，卡·罗杰斯名列第一。的确，罗杰斯及其开创的“以个体为中心疗法”在当代心理咨询和发展历史上享有特别的声誉。

我们把以个体为中心疗法的基本思想归纳一下：

（1）个体天生就有一种实现趋向。在个体的自我开始形成以后，这一实现趋向主要表现为要求自我实现。

（2）机体估价过程总是与实现趋向一致。信任机体估价过程，依赖它的指导，就能发展出一种健康的自我概念，就会最大限度地减少对真实经验的歪曲和否认，从而促进自我实现。

（3）由于在发展过程中个体或多或少地摄入、内化了外在的价值观，自我中的这一部分越来越多地支配着个体对经验的加工和评价。

（4）当经验中存在着与这部分自我不一致的成分时，个体会预感到自我受到威胁，因而产生焦虑。而自我发展较好，无效、有害的自我概念较少的个体，能够较为开放地对待任何经验，因而不太可能感到威胁和焦虑。

（5）预感到经验和自我不一致的个体，会运用防御过程（歪曲、否认、选择性知觉）来对经验进行加工，使之在意识水平上达到与自我一致。如果防御成功，个体也不会出现明显的适应障碍。

（6）如果某个经验特别重大，或者由于别的原因，个体无法通过防御机制使之与自我概念协调，而受到威胁的这个自我概念又在自我中具有重要地位，就会出现心理适应障碍。即个体面对内在矛盾束手无策，无能为力，自我不再能发挥其机能。

（7）所以，心理适应问题的根本在个体自我中那些无效的、与其本性相异化的自我概念。

罗杰斯在数十年的实际工作中，在同那些有各种烦恼的人直接接触中，总结出以下几点：

（1）在与别人相处的过程中，不能长时间装假。如：当自己生病时，不能装成正常人。

（2）在自己不完善，接受别人的真实感情时，他才能有所改变，和别人相处也会更有效些。

（3）对别人理解越深，自己和被理解人的关系越会有所改变。

（4）用他的态度创造一种安全的关系和自由的氛围，能减少和别人之间的隔阂，才能互相公开自己的内心世界。

（5）能接受别人的感情、态度，包括愤怒的感情和仇视的态度，才能助人成长，因为这才是他真实的、要害的部分。

（6）他不急于叫别人照他的意愿去做。即不去塑造别人，越是如此，就越发现自己和别人都在成长变化。

（7）应当相信自己的经验。别人评价好的对自己不一定有用，只有自己最了解自己。

（8）经验是最高权威。不论是圣经或预言，不论是弗洛伊德学说或其他理论，不论是上帝启示或人的指教，都不能胜过自己的直接经验。

（9）应认识到事实才是真正的朋友。

（10）人们都有一个基本的、指向成熟的、建设性的、自我实现和社会化的潜在趋势。

（11）生命是一个流动、变化的过程，其中没有固定不变的东西（包括信仰），应当允许别人发展自己内在的自由，对他的生活经验做出自己有意义的解释。

根据以上的特点罗杰斯指出，中心疗法的特别之处在于它不去操纵和支配患者，很少提问题，避免代替患者做出决定，从来不给什么回答，在任何时候都让患者确定讨论的问题，不提出需要矫正的问题，也不要求患者执行推荐的活动。这种治疗采用的技术，从最常用的开始，依次为：

（1）认识患者以某些方式表达的感情和态度。

（2）对患者从一般举止、特殊行为和以往谈话中表达出来的感情和态度进行解释和认识。

（3）提出交谈的话题，让患者发表意见和展开讨论。

（4）确认患者谈话的中心意思。

（5）提出一些非常具体的问题，答案只限于“是”或“不是”，或提供具体情况。

（6）解释、讨论或提供与问题或治疗有关的情况。

（7）用患者对治疗的反应来说明和解释交谈的情况。

为了避免操纵患者，罗杰斯在交谈时往往只是简单地点点头或嘴里“嗯”、“啊”应答着，似乎是在说：“好，请继续说下去，我正在听着。”因而他曾被称为“嗯啊治疗先生”。有人经过言语操作性条件试验，证实这是一种很好的办法，它能强化患者的言语表达，激发患者的情感，使患者进一步暴露自己，并随之产生批判性的自我知觉。一般来说，中心疗法主要适用于有一定文化水平的，容易主动沟通和交往的患者，及其所表现的以心理偏差为主要原因的心理、行为或身心问题；此种疗法不适用于精神病患者、躯体疾病患者、沉默和有抵抗情绪的患者，以及诊断和评价不明的患者。

扫码获取更多资源

第八章

保持心理健康，享受快乐人生

我们习惯于把思想和感情称为“心”，把规则和条理称为“理”，心理就是情绪、思想和感觉的综合，而心理的健康就是从思想到感觉上的全方位的健康，所以，要健康，首先从“心”开始，只有身心合一，才能真正享受快乐的人生。

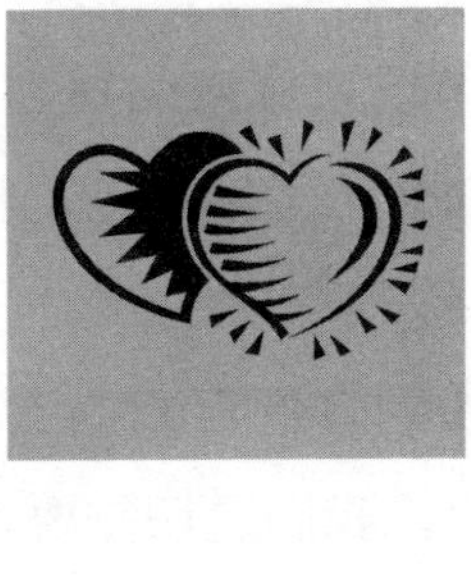

第一节 认识你自己

认识自我其实是一道难题，苏格拉底曾提过“认识你自己”的观点，他认为人之所以能够认识自己，在于其理性。思想家老子也说过，“知人者智，自知者明”，可见，认识自己是多么的重要。

正确认识自我

认识自我是一道难题。

古希腊哲学家苏格拉底曾提出一个著名的命题：“认识你自己。”他认为，人之所以能够认识自己，在于其理性，认识自己的目的在于认识最高真理，达到灵魂上的至善。在我国，老子说过“知人者智，自知者明”。可以说，从古至今，人们对于自我的认识始终处于一个无尽的探索之中。古语云“人贵有自知之明”，特别是随着社会经济的迅猛发展和就业形势的急剧变化，现代人在社会中越来越难以找到合适的、理想的工作机会，严峻的就业形势告诉我们，如果不了解自己，我们可能会成为生活、事业的迷失者。

现实中，很多人都希望找到自己喜欢的工作，拥有一个快乐的生活，有一个美好的发展前程，因此，我们迫切需要作好自我分析，只有了解自我，才会走好自己的人生之路。当你弄明白自己所要的前景以及自己的相关条件时，你就会努力实现自己的愿望，你就能达到你所期望的，正所谓

“心有多远，你的世界就有多大”。社会心理学家研究发现，善于给自己的生活做出计划的人往往比较勤奋、进取，擅长理性思考，对生命成长的每一个阶段都能谨慎把握，一般都能主宰自己的命运，成功也就自然和他们有缘。但是,所有的一切都因为你而开始,这足以说明探索自我有多重要了。

有这么一位外地闯北京的女孩，大专文凭，但闯劲十足，短短一年竟换了四个工作。看着原来的同学在外面闯荡，见的世面多，交际广，挣的钱多，说死说活不在老家还不错的单位干了，辞职，折腾着来到北京，但由于文化水平相对不高，只能干简单的文员接待。我们曾交流过，她对自己在北京很有信心，言语中时而流露出“不行，我炒老板鱿鱼”，一副充满自豪、满不在乎的样子。开始工作热情挺高，干得不错，但没有多久就觉得文员接待工作挣钱不多，受人歧视，没有奔头。加上她常觉得公司领导水平不高，对待自己缺乏重视，总是寻思其他出路。后来几家公司聘请她，仍旧去做文员接待，跳了槽，换了环境，但始料不及的是，工作依然无聊，很快又丧失了信心，直到此时她才真正认识到自己能力被无限夸大，认识到“知识就是力量”，还有自己对于职业的理解是多么偏颇。频繁的工作转换，往往更多的是不仅没有锻炼自我，反而使自己的境遇越来越差，不禁疑惑：我错在哪里了呢？

相信自己，并且喜欢自己

学会爱自己，让自己的身体长得更强壮，让灵魂陶冶得更高尚，这样才能更好地关爱别人，也才能更好地去接受别人的关爱。

有一位顶尖级的杂技高手，一次，他参加了一个极具挑战的演出，这次演出的主题是在两座山之间的悬崖上架一条钢丝，而他的表演节目是从钢丝的这边走到另一边。

演出就要开始了，山上聚满了观众，当中有记者、主办单位、赞助商和看热闹的人。这时，只见杂技高手走到悬在山上的钢丝的一头，然后用眼睛注视着前方的目标，并伸开双臂，一步、二步、三步，杂技高手终于顺利地走了过去，这时，整座山响起了热烈的掌声和欢呼声。

“我要再表演一次，这次我要绑住我的双手走到另一边，你们相信我可以做到吗？”杂技高手对所有的人说。

我们知道走钢丝靠的是双手的平衡，而他竟然要把双手绑上。但是，因为大家都想知道结果，所以都说：“我们相信你的，你是最棒的！”杂技高手真的用绳子绑住了双手，然后用同样的方式一步、两步终于又走了过去，“太棒了，太不可思议了！”所有的人都报以热烈的掌声。但没想到的是杂技高手又对所有的人说：“我再表演一次，这次我同样绑住双手然后把眼睛蒙上，你们相信我可以走过去吗？”所有的人又都说：“我们相信你！你是最棒的！你一定可以做到的！”

杂技高手从身上拿出一块黑布蒙住了眼睛，用脚慢慢地摸索到钢丝，然后一步一步地往前走，所有的人都屏住呼吸为他捏一把汗。终于，他走过去了！掌声雷动！“你真棒！你是最棒的！你是世界第一！”所有的人都在呐喊着。

表演好像还没有结束，只见杂技高手从人群中找到一个孩子，然后对所有的人说：“这是我的儿子，我要把他放到我的肩膀上，我同样还是绑住双手蒙住眼睛走到钢丝的另一边，你们相信我吗？”

所有的人都说：“我们相信你！你是最棒的！你一定可以走过去的！”

“真的相信我吗？”杂技高手问道。

“相信你！真的相信你！”所有的人都说。

“我再问一次，你们真的相信我吗？”

“相信！绝对相信你！你是最棒的！”所有的人大声回答。

“那好，既然你们都相信我，那我把我的儿子放下来，换上你们的孩子，有愿意的吗？”杂技高手说。

这时，整座山上鸦雀无声，再也没有人敢说相信了。

在没有涉及到自己的利益时，我们相信并愿意别人表现，一旦到了紧要时刻，我们最相信的还是自己，因为我们不愿意把命运交到别人手里。

你就是你自己的上帝，你的命运掌握在你自己手中。很多时候并不是别人把你打败了，而是你自己已经先打败了自己。

请记住：求人莫如求己。

某人在屋檐下躲雨，看见观音正撑伞走过。这人说：“观音菩萨，普度一下众生吧，带我一段如何？”

观音说：“我在雨里，你在檐下，而檐下无雨，你不需要我度。”这人立刻跳出檐下，站在雨中：“现在我也在雨中了，该度我了吧？”观音说：“你在雨中，我也在雨中，我不被淋，因为有伞；你被雨淋，因为无伞。所以不是我度自己，而是伞度我。你要想度，不必找我，请自找伞去！”说完便走了。

第二天，这人遇到了难事，便去寺庙里求观音。走进庙里，才发现观音的像前也有一个人在拜，那个人长得和观音一模一样，丝毫不差。

这人问：“你是观音吗？”

那人答道：“我正是观音。”

这人又问：“那你为何还拜自己？”

观音笑道：“我也遇到了难事，但我知道，求人不如求己。”

一个人的成功，不是靠老天爷的脸色、神的恩典，在奇妙的时刻施展。在这之前，我们只有依赖自己的双手，先替自己开创一条路来，我们才会看见那份无形流转的力量。

当你摒弃自身的弱点，以正确的眼光和心态面对自己的时候，那么相信你一定能摆正自己在职场中的位置，甚至在社会中的位置，摆正了位置的你一定会在生活的各个层面信心百倍，游刃有余。之后，你就开始喜欢自己了，并且真正懂得靠自己的双手开创一片自己的天地，这时，你千万不要诧异，因为你正在经历做好自己的三部曲，接着走下去，人生会更加辉煌。

唤醒心灵的巨人

自我激励是人生一笔弥足珍贵的财富，在人生的前行中能产生无穷的动力。一旦你拥有了自我激励的动力，你就在生命中插上了美丽的翅膀。它将带着你展翅翱翔，创造属于你自己的人生辉煌。

中古时期，苏格兰国王罗伯特·布鲁斯曾前后 10 多年领导他的人民抵抗英国的侵略。但因为实力相差悬殊，6 次都以失败告终。

一个雨天，战败后的他悲伤、疲乏地躺在一个农家的草棚里，几乎没有信心再战斗下去了。

正在这时候，他看到草棚的角落里有一只蜘蛛在艰难地织网，它准备将丝从一端拉向另一端，6 次都没有成功。然而这只蜘蛛并没有灰心，又拉了第 7 次，这次它终于成功了。

布鲁斯受到了极大的启发，“我要再试一次！我一定要取得胜利！”

他以此激励自己，重新拾起自信心，以更高涨的热情领导他的人民进行战斗。这次，他终于成功地将侵略者赶出了苏格兰。

苏格兰国王能从一只小小的蜘蛛身上看到再度奋起的勇气，并以同样的方式激励自己，在再试一次中实现了自己的理想。

从某种意义上说，自我激励就是自我期待。人们激励自己的目的，就是为达到所期待的目标。

希望究竟是什么呢？是引爆生命潜能的导火索，是激发生命激情的催化剂。只要心存信念，总有奇迹发生，希望虽然渺茫，但它永存人世。

美国作家欧亨利在他的小说《最后一片叶子》里讲了个故事：病房里，一个生命垂危的病人从房间里看见窗外的一棵树，叶子在秋风中一片片地掉落下来。病人望着眼前的萧萧落叶，身体也随之每况愈下，一天不如一天。她说：“当树叶全部掉光时，我也就要死了。”一位老画家得知后，用彩笔画了一片叶脉青翠的树叶挂在树枝上。

最后一片叶子始终没落下来。只因为生命中的这片绿，病人竟奇迹般地活了下来。

所以，人生可以没有很多东西，却唯独不能没有希望。希望在人类生活中具有重要的价值。有希望之处，生命就充满激励，就生生不息！

每天给自己一个激励，就是给自己一个目标，给自己一点信心。每天给自己一个希望，我们将活得生机勃勃，激昂澎湃，哪里还有时间去叹息去悲哀，将生命浪费在一些无聊的小事上。

生命是有限的，但希望是无限的，只要我们不忘每天给自己一个希望，我们就一定能够拥有一个丰富多彩的人生。

第二节 沟通艺术来自人际交往

人生在世，避免不了与人沟通，然而，沟通的艺术却是自古至今变幻莫测，但万变有宗。沟通需要真诚，人生路上需要朋友，需要良好的人际关系。所以，一个好的人生还要从用心交际开始。

走进另一个心灵

人在社交界如同在戏剧里一样，具有一个角色非常重要，而如果你能让别人意识到你对他的兴趣，这无疑会使你成为这出戏剧中的主角，因为你对别人的兴趣就是你对别人最高的尊重，这是人际交往丛林中取悦他人的一种机智。

哲斯顿被公认为是人类有史以来最著名的魔术师。在长达40年的演出生涯里，他走遍世界各地，一再创造幻象，迷惑观众，使大家吃惊地瞪大双眼喘起气来。总共有超过6000万人买票去看过他的表演，而他赚了将近200万美元的钞票。这个数字，在当时绝对是一笔可观的巨款。

不过，哲斯顿的成功，靠的并不仅仅是渊博的知识和高超的演技，而是对观众感兴趣。实际上，他的成就几乎和学校教育一点关系都没有。因为他很小的时候就离家出走，变成了一名流浪者，搭货车，睡在谷堆里，沿街乞讨，坐在车里向外看着铁道沿线上的标志，这样他才学会了识字。

有人曾经向他请教成功的秘诀："请问哲斯顿先生，您的成功，是否与您拥有特别丰富、卓越的魔术知识有关呢？”

“不！”哲斯顿断然回答，“关于魔术手法的书已经有好几百本，而且在这个世界上有几十个人与我懂得一样多。但我能在舞台上把我的个性充分显现出来。作为一个表演大师，必须了解人类的天性。我的所作所为，每一个手势，每一句话语，每一个眉毛上扬的动作，我都在事先很仔细地预演过，所以表演时动作就能配合得分毫不差。”

除了这种高超的技术之外，哲斯顿向来都表现出对观众的强烈兴趣，这一点非常重要。其他许多魔术师都会一边看着观众，一边在心里对自己说：“嗯，坐在底下的那些人是一群傻子，一群笨蛋，我绝对可以把他们骗得团团转！”

然而，哲斯顿的方式与他们完全不同。每次一上台，他就对自己说：“我很感激，因为这些人来看我表演。他们使我能够过着一种很舒适的生活。我要把我最高明的手法，表演给他们看。”

他宣称，每当走上舞台时，他没有一次不是一再对自己说这样的话：“我爱我的观众，我爱我的观众。”这句话，或许有些人会感到很可笑，但正是凭着这一点，哲斯顿成了魔术师中的魔术师。

走进别人心灵的最佳方式就是让他意识到你对他有着浓厚的兴趣，当你这么做时，不但会受到欢迎，也会使生命得到扩展。

多交朋友，少树敌人

人情冷暖，世事无常，多个朋友多条路，多个敌人多堵墙。人类在相互交往中寻求着安慰、价值和保护，正是这种星罗密布的关系使人们不至于独自与这个世界抗争。换句话说，人正是靠彼此互助才得以生存，即便是流落荒岛的鲁滨孙也都要有一位名叫“星期五”的伙伴，更何况身处竞争激烈、充满喧嚣与纷争的社交圈中的我们。因此，轻易得罪人是一种剥夺自己生存空间的行为。

伏尔泰曾经说过："自从世界上出现人类以来，相互交往就一直存在。"在这个过程中，你伤害过谁，也许早已忘了，可是被你伤害的那个人永远不会忘记你，他绝不会记住你的优点，在一些无关紧要的小事上给别人的内心留下伤痕，你将会为自己挖下失败的坟墓。

美国成人教育专家戴尔·卡耐基是处理人际关系的老手，然而早年时，他也曾犯过小错误。有一天晚上，卡耐基参加一个宴会。宴席中，坐在他右边的一位先生讲了一段幽默故事，并引用了一句话，意思是谋事在人，成事在天。那位健谈的先生提到，他所引用的那句话出自《圣经》。然而，卡耐基发现他说错了，他很肯定地知道出处，一点疑问也没有。为了表现优越感，卡耐基很认真又很讨嫌地纠正了过来。那位先生立刻反唇相讥："什么？出自莎士比亚？不可能！绝对不可能！"那位先生一时下不来台，不禁有些恼怒。

当时卡耐基的老朋友法兰克·葛孟坐在他的身边。葛孟研究莎士比亚的著作已有多年，于是卡耐基就向他求证。葛孟在桌下踢了卡耐基一脚，然后说："戴尔，你错了，这位先生是对的，这句话出自《圣经》。"

那晚回家的路上，卡耐基对葛孟说："法兰克，你明明知道那句话出自莎士比亚。""是的，当然，"葛孟回答，"在《哈姆雷特》第五幕第二场。可是亲爱的戴尔，我们是宴会上的客人，为什么要证明他错了？那样会使他喜欢你吗？他并没有征求你的意见，为什么不保留他的脸面，说出实话而得罪他呢？"

一些无关紧要的小错误，放过去无伤大局，那就没有必要去纠正它。这不仅是为了自己避免不必要的烦恼和人事纠纷，而且也顾及了别人的名誉，不致给别人带来无谓的烦恼。这样做，并非只是明哲保身，也体现了做人的度量。

与其邀千百人之欢，不如释一人之怨。世上有很多人常有陷于一种绝境之感，当然，这种绝境之感都是从活路走向死路而形成的。美国人际关系专家泰勒说："绝大多数人的绝境都是因不善于做人自逼而成。为什么？

因为他们太容易树立自己的对立面。”因此做人的底线之一就是最忌结怨树敌，凡是不注意此点的，都会给自己做事带来非常大的障碍。最聪明的做人者，总是以“与人树敌，等于自掘坟墓”为训导。

东汉时有个叫苏不韦的，他的父亲苏谦曾做过司隶校尉，李皓由于和苏谦有隙，怀着个人私愤把苏谦判了死刑，当时苏不韦只有 18 岁。他把父亲的灵柩送回家，草草下葬，又把母亲隐匿在武都山里，自己改名换姓，用家财招募刺客，准备刺杀李皓，但事不凑巧，没有办成。

不久以后，李皓升迁为大司农。

苏不韦就和人暗中在大司农官署的北墙下开始挖洞，夜里挖，白天躲藏起来。干了一个多月，终于把洞打到了李皓的寝室下。一天苏不韦和他的人从李皓的床底下冲出来，不巧李皓上厕所去了，于是只能杀了他的小儿子和妾，留下一封信便离去了。李皓回屋后大吃一惊，吓得在室内置了许多荆棘，晚上也不敢安睡。苏不韦知道李皓已有准备，杀死他已不可能，就挖了李家的坟，取了李皓父亲的头拿到集市上去示众。李皓听说此事后，心如刀绞，心里又气又恨，又不敢说什么，没过多久就吐血而死。

李皓只因一点私人恩怨，就置人于死地，而苏不韦一生之中只为报仇，竭心尽力。李皓不忍小仇，结果招致老婆孩子被杀，死了的父亲也跟着受辱，自己最终吐血而死，被天下人笑话，实在是愚蠢之极。

也许像苏不韦这样极端的人并不常见，但仇恨的确是一种很可怕的力量，如果你在别人心里播下了仇恨的火种，必将后患无穷，为自己招来无妄之灾。所以古人说：“血气之初，寇仇之恨。报冤复仇，自古有闻，不在其身，则在子孙。人生世间，慎勿构冤。”

人性中总有恶的一面，与人结怨，你便会成为这种恶的牺牲品，在人生与事业的大厦基座上便埋下了一条引火线，一条可以随时摧毁你现有一切的导火线。

人际吸引有法则

如果想建立良好的人际关系，就必须尽量结识许多人，可是所谓人际关系，并非认识的人越多越好。你广泛结识许多人的目的，是为了从中找出可以交往一生的人。在这一点上，人际关系的建立，就某种意义而言类似读书。阅读大量书籍并不是为了可以炫耀自己如何学识渊博，而是为了得到一本可让你反复阅读，受益无穷的书籍。你必须经过一番辨别和比较，才能发现真正令你心仪的作品。

人际关系广泛是好事，但如果你不能把“数量”转化为“质量”，那么就可能落入“相识满天下，知己能几人”的局面。所以，人际关系的范围广固然重要，然而能在其中寻找到自己关键的朋友更为重要。

我们常见到这样的模式，一个人拥有两位重要的童年时代的朋友、两位重要的成人朋友，在他所接触的人中只对一两个特别有感情。这样的社会关系虽然数量少，但无疑很深厚，都是能在关键时候帮助自己的人，比大量的泛泛之交更有益。

为数很少的挚友对一个人成功有很大的作用。若没有他们，你几乎无法成就任何事。大部分人在选择朋友时并不谨慎，甚至根本不在意，以为朋友自己会出现；有许多人选错了朋友或选了太多的朋友，却没有有效地加以利用。只有在良好的人际沟通的基础上谨慎地选择朋友，才能实现自己的目标。

那么应如何选择关键的朋友呢？

若你的事业已有小成，请列出迄今为止给了你最大帮助的 10 个人。按照你的受益程度的高低把他们排列出来，并为他们评分，10 个人的总分 100 分。

一般情况下，过去给你最大帮助的人，将来也可能会给你帮助。但不要忽视了，名单中有些以前对你帮助不大的人，他们或许由于地位和条件的改善具有成为你关键朋友的潜质。

然后再列一份名单，按照朋友的潜质重新排列、重新打分，总分仍是

100。根据这两张表，你就可能找到对你最有利的重要朋友。

另外，与关键的朋友的关系应建立在以下5个属性上：

1. 彼此欣赏对方

这是5个属性中最重要的一项。如果你不欣赏对方，你就不会和他有密切的关系，同样的，他们也不可能欣赏你。太多的人在自己不欣赏的人身上花太多时间，这完全是一种徒劳的浪费。虚伪的应酬很难受、很累，代价也很高，还会使你没有时间做重要的事情。

2. 对彼此的能力十分尊崇

如果你仅仅只是喜欢一个人，而对他的能力并不看重，那你一定不会和他进一步发展更深入的关系。同样，如果你希望得到某人专业的帮助，你必须让他们对你的能力充满信任。

3. 分享彼此的经验

分享经验，特别是痛苦的经验，有助于拉近彼此的距离。如果你正在进行一项艰难的工作，你可以试着邀请一位你喜欢而且能力不凡的人加入到你的工作中，使这份关系深厚而又有结果。如果你现在没有痛苦遭遇，就去找个可以分享事情的人，让他成为你的一个重要朋友。

4. 有福同享

朋友之间需要有福同享，双方都必须经常为对方付出，这种付出结果是发自内心的，而不是在权衡利弊的基础上才做出的行为。在工作中，很多人忘了有福同享，于是错过了许多加强关系并为未来贮存的良机。

5. 互相信赖

自己无法信赖某人，就不要试图和他建立盟友关系，因为不能互相信赖的盟友关系不会长久。想要得到信赖，你必须时刻真诚，如果对方怀疑你的真诚，信赖感就会消失。

无论在日常生活中还是在职场中，数量少但程度深的社会关系，都比广泛而肤浅的关系要强。一定要精心挑选你的重要朋友，始终记住：拥有关键少数的挚友比拥有很多的泛泛之交更有益。这就是人际沟通的社交原则。

你总是带有敌对情绪吗

1．你羡慕他人吗？

a．我很少羡慕　　b．我羡慕某些人

c．我就是痛恨那些拥有我所有的事物的人

2．你觉得自己是否有嫉妒心？

a．当我关心某人而他比我好时，我对那人就会很嫉恨

b．我已在学习抛弃小小的嫉妒心

c．为何要嫉妒？嫉妒从未进入我的脑海

3．你憎恨他人吗？

a．对于某些人或事情，我的确充满憎恨

b．我偶尔会有这种情绪　　c．我很少或不曾这样

4．你的脾气暴躁吗？

a．偶尔会发脾气　　b．小心！我随时都会大发脾气

c．要我大发脾气实在不是件容易的事

5．你固执己见吗？

a．意见的不同是件有趣的事

b．除非你同意我的看法与见解，否则我们没有什么好谈

c．有些人意见与我不一致，也可能他们是正确的

6．你信任他人吗？

a．我很相信别人　　b．有些人是不能予以信任的

c．每个人都存心“陷害”我

7．你在背后说人长短吗？

a．我喜欢这样　　b．我从来不这样做

c．有时，我会散布闲言碎语

8．你对别人态度如何？

a．我习惯粗鲁无礼，我不管别人是否喜欢

b．我的语气与言语偶尔会不太礼貌

c．我时时使我的言语保持和善与礼貌

9．你缺乏耐心吗？

a．我以缺乏耐心而出名，但我并不在意

b．我绝对很有耐心

c．偶尔会觉得很不耐烦

10．你是否喜欢讽刺、挖苦人？

a．我很少讽刺别人，只有在强调某些事情时，才会这样做

b．我经常表现出讽刺态度

c．我偶尔想要讽刺别人，并立即实施

计分方法

根据计分表，查明你每题的得分，并求出总分。

计分表

得分 题号 选项	1	2	3	4	5	6	7	8	9	10
a	3	1	1	2	3	3	1	1	1	3
b	2	2	2	1	1	2	3	2	3	1
c	1	3	3	3	2	1	2	3	2	2

10 ~ 14 分 –A　　15 ~ 24 分 –B　　25 ~ 30 分 –C

说　明

A．敌对心态严重

你的敌意甚深，请你静下心来，仔细找一找敌对心态的原因，是不是由于不顺心，忿怒嫉妒，或是由于压抑引起来的。敌意持久了会对人的身心产生极为不良的影响，请你设法消除。你可以去找心理医生，或是一些

值得你信赖、能给你帮助的人。不过下面的方法也可以试一试，你不妨这么想：“这种心态只能把事情搞坏，对己对人都没有好处，所以不值得有这种心态！如果不奏效，你还可通过和自己的亲密朋友交谈，冷静地谈论引起这种敌对感的情境或个人，这样会使你这种情绪宣泄掉，化为乌有；或者干脆去运动运动，踢几个球，投几个篮，完全陶醉于其中，会使你感到多么满足、痛快！任何运动，劈柴、种花弄草、做柔软体操，都能释放敌对情绪；还有一个方法，可以用在许多场合：克制，然后自言自语：‘那又怎么样？什么事？没事。’”接受这句话的意思，敌对情绪也就销声匿迹了。

B．轻度敌对心态

你不必为自己这种心理担心，只要能按 A 类中的一些方法来控制自己，这种心理很快就会消失。

C．无敌对心态

你心胸开阔，凡事想得开，高尚，无私，磊落，随和，这些都是你赢得知识、荣誉和朋友的资本，有利于你未来的发展。